岭南中医药精华书系

邓铁涛 禤国维 周岱翰 韦贵康 总主编

岭南名老中医临床经验传承系列

刘小斌 主编

杨志仁
学术精华与临床应用

杨启琪 编著

SPM 南方出版传媒

广东科技出版社 | 全国优秀出版社

·广 州·

图书在版编目（CIP）数据

杨志仁学术精华与临床应用 / 杨启琪编著．—广州：广东科技出版社，2022.2

（岭南中医药精华书系·岭南名老中医临床经验传承系列）
ISBN 978-7-5359-7789-2

Ⅰ．①杨… Ⅱ．①杨… Ⅲ．①中医五官科学—耳鼻咽喉科学—临床医学—经验—中国—现代 Ⅳ．①R276.1

中国版本图书馆CIP数据核字（2021）第246580号

杨志仁学术精华与临床应用
Yang Zhiren Xueshu Jinghua yu Linchuang Yingyong

出　版　人：严奉强
责任编辑：马霄行　郭芷莹
封面设计：林少娟
排版设计：友间文化
责任校对：李云柯
责任印制：彭海波
出版发行：广东科技出版社
地　　　址：广州市环市东路水荫路11号　邮政编码：510075
销售热线：020-37607413
http：//www.gdstp.com.cn
E-mail：gdkjbw@nfcb.com.cn
经　　销：广东新华发行集团股份有限公司
印　　刷：广州市彩源印刷有限公司
地　　　址：广州市黄埔区百合三路8号　邮政编码：510700
规　　格：730mm×1 020mm　1/16　印张16.75　字数335千
版　　次：2022年2月第1版
　　　　　2022年2月第1次印刷
定　　价：98.00元

"岭南中医药精华书系" 出版工作委员会

主　任：王桂科

副主任：谭君铁　徐庆锋

　　　　杜传贵　叶　河

委　员：张伟涛　肖延兵

　　　　应中伟　朱文清

　　　　丁春玲

岭南中医又被称为"岭南医学"，是中医的学术流派之一。

岭南，首先是地理概念。《汉语大词典》谓："指五岭以南的地区，即广东、广西一带。"而对"五岭"则解释说："大庾岭、越城岭、骑田岭、萌渚岭、都庞岭的总称，位于江西、湖南、广东、广西四省之间，是长江与珠江流域的分水岭。"这样岭南的方位就很清晰了。

岭南这片土地上的许多文化都自成特色，过去就有"岭南派"一词，《汉语大词典》解释为"现代中国画流派之一"。这说明最早被认为自成一派的，首先见于画坛。不过随着岭南文化的发展，有越来越多领域都呈现出鲜明的特色。所以，后来人们将画学上的"岭南派"加上"画"字，称其为"岭南画派"，而其他领域方面的"岭南派"则有岭南琴派、岭南园林、岭南音乐……

岭南医学则是医学上的派别，主要指岭南地区的中医。"岭南医学"这一名称虽然出自现代，但它是对岭南中医发展的历史文化特色的总结，可以说其内涵是源远流长的。

从中国文化发源来看，中国文化的主流发源于中原一带。岭南文化源于中原文化，随着征战的军士、民族的迁徙传入岭南地区。中医药学就是和传统文化一道，从中原传入岭南的，并在岭南地区与当地的民俗相结合，形成了有本地特色的医学流派。

晋唐时期，岭南的中医学就已经体现出自身的特色。例如对地方性流行病研究有突出的成果。晋代有葛洪、支法存、仰道人等活跃于广东，记载了对蛊毒、沙虱热（恙虫病）、疟疾、丝虫、姜片虫等流行病的认识与治疗方药。唐代开始有《岭南脚气论》等多种以岭南为名的方书，后来宋代郑樵在《通志》中为唐以前医药文献划分门类，就专门划出一类叫"岭南方"，计有《岭南急要方》三卷，《南中四时摄生论》一卷，《南行方》三卷，《治岭南众疾经效方》一卷，《广南摄生方》三卷，共五部十一卷。在《诸病源候论》《千金要方》《外台秘要》等综合医书中也多有关于岭南疾病的记载。由此可见，当时研究岭南的疾病与治疗已经发展成中医药学科的一个分支。

如果说唐以前的岭南医学偏于研究地方性疾病，那么在宋元明清时期，岭南医学则开始向两个方面全面发展。一是对地方性的疾病研究更加深入，二是开始进而探讨疾病背后的体质因素，指出岭南地理气候环境对人群体质的特定影响。重要标志是元代医家释继洪所撰《岭南卫生方》，集宋元医家治疗瘴病经验之大成，对主要指疟疾的瘴病在证治规律方面有更深入的认识。到了明清时期，中医的各个学派都传入岭南，岭南医药学家对河间、丹溪、伤寒、温病等流派理论在岭南的适用性进行了多方探讨，还系统地发掘整理了岭南草药的应用经验，将其充实到中药宝库之中。

清中期以后，随着十三行贸易的兴盛，广东经济愈来愈发达。医学方面随之人才辈出，儋州罗汝兰著《鼠疫汇编》，丰富了对急性传染病的诊治经验；晚清伤寒名家陈伯坛名扬海内外，著作《读过伤寒论》《读过金匮》为世所重；岭南骨伤世家梁氏、管氏等注重总结学术经验，撰写了多种讲义。同时岭南地区在对外开放交流中，得风气之先，引种牛痘的先驱邱熺，一门三代中西医汇通的陈定泰家族，以及"中西汇通四大家"之一的朱沛文等，均有较重要的学术影响。

到了现代，岭南的医药学家更加注意总结地方医药特色。邓铁涛教授在1986年中华医学会广东分会广东医史分会成立大会上，作了题为《略谈岭南医学之特点》的学术报告，提出了岭南医学的三个特点：①重视岭南地区的多发疾病；②重视岭南地区特产的药材和民间经验；③重视吸收新知。并提出这些特点是与岭南的地理、人文、环境密切关联的。随后，岭南中医各科的理论与临床研究不断发展。2006年广东省启动中医药强省建设，我省中医药界与出版界通力合作，组织编撰并出版了"岭南中医药文库"系列丛书，较全面地总结了岭南名医、名院、名科、名药等成就与贡献，产生了巨大反响。"岭南医学"这一名称，在国内中医学术界得到广泛认同。

岭南医学有何特色？其实，问题的答案就在"岭南"二字之中。关于学术流派，有不同的定义。所谓流，是支流；派，意味着派生。一般认为流派的形成以师承名家为起点，然后源流相继，派生支系，如此不绝。这其实是指以某一杰出人物为中心的单点播散式。而岭南医学，是整个岭南地区中医药群体共同探索的成果，呈现出多线式传播的特点。在岭南医学这一大的学术流派当中，有许多世家流派、专科流派，各有传承。像潮汕地区的"大娘巾"蔡氏女科，有400多年历史，至今已14代。佛山梁财信所创的梁氏伤科，传承至第6代。内科方面有国家大师邓铁涛的邓氏内科流派，针灸有现代"靳三针"流派，皮肤科有国医大师禤国维的岭南皮肤病流派，妇科还有罗元恺的罗氏妇科等，均享誉全国。

以上这些学科与流派是纵向式的线性传播，它们又共同置身于岭南地域环境之中，面对着同在岭南气候与风俗下生活的人群。中医自古以来就注意地理环境、气候与人的体质对疾病和医药的影响，提出了"因时制宜、因地制宜、因人制宜"的原则。唐代《千金要方》指出："凡用药，皆随土地所宜，江南岭表，其地暑湿，其人肌肤薄脆，腠理开疏，用药轻省，关中河北，土地刚燥，其人皮肤坚硬，腠理闭塞，用药重复。"因此在岭南中医各科的学术中，都存在人群特有性质、地区多发病证与常用地产药材等方面的特色内涵。这些如同横向的纬线，将纵向的各个学科与流派贯穿织成"岭南医学"这一幅大画卷。

由此可见，要想深入地阐明"岭南医学"，需要中医理论与临床紧密合作，各个专科专病各自深入总结，才能为宏观上的规律总结提供具体支撑。自"岭南中医药文库"出版以来，岭南中医药界在理论探讨与临床总结方面又取得了不少新进展。为了进一步总结发展中的岭南医学，我们又策划了"岭南中医药精华书系"，采用开放式系列架构，首批书目规划为80个品种，分为名医卷、世家卷、技法卷、名药卷、名方卷、典籍卷、民族医药卷和港澳卷八大系列：

名医卷：旨在对广东、广西和海南三省区获"国医大师"称号及获批建设"全国名老中医传承工作室"的中医专家，以及部分省级名老中医的学术经验进行总结，成规模展示岭南当代名医的群体水平。

世家卷：以族群记录方式挖掘和整理岭南传承四代以上、特色鲜明，且有代表性传承人的中医世家的传承文化和研究成果，展示世家的临床秘验精华，具有存亡接续的重要意义，填补岭南中医药和文化研究中以往忽视的空白。

技法卷：系统展示入选国家级、省级和市级非物质文化遗产名录的中医药技法项目，以及入选国家中医药管理局"中医适宜技术推广项目"的岭南中医绝技绝学，突出展现岭南中医药技术水平亮点和中医药文化传承成果。

名药卷：系统总结岭南传统"十大广药""四大南药"的历史源流、品种分类、性状鉴别、规范化生产技术、临床功效和古今医家应用经验等，全方位展现名药的文化内涵和实用价值，树立岭南优质中药的品牌形象。

名方卷：着眼于名方传世，注重名方临床实用价值，汇集有确证来源的历代岭南经典名方，同时注重对近现代岭南著名医家名方的搜集和整理。全系列以疾病系统为纲，首次对岭南古今名方的组成、功效、方解和临床应用进行系统展示。

典籍卷：遴选岭南古医籍中在全国影响较大、流传广远的品种，精选古籍善本、孤本，采用校注加研究集成的方式出版，是首次对岭南珍本古医籍的系统整理和挖掘，力求系统展示原味的岭南中医诊疗方法和理论，对丰富中医药从业者治疗手段、提高诊疗水平具有良好的借鉴作用。

民族医药卷：几千年来，岭南各族人民在共同创造具有地域特色的岭南文化的同时，也丰富和发展出具有本民族特色的医药文化，现已有不少民族医药技法列入岭南地区省、市级非物质文化遗产。本系列对岭南地区瑶族、壮族、黎族、侗族、苗族、京族等各民族医药进行梳理，填补岭南传统医药研究空白。

港澳卷：港澳地区南北交流，中西汇聚，其中医药屡得风气之先，一方面继承着鲜明的岭南中医特点，另一方面又表现出广纳中原和西方医学新知的交融特性，尤其是近代以来活跃着一代代特色鲜明的名医和世家名门，本项目首次将目光聚焦港澳中医药，以点带面展示港澳中医药临床和研究水平。

本丛书的策划，是在更大范围和更深层次上对岭南传统医药学术的一次新总结。相信本丛书的出版，将使岭南医学这一富有特色的我国地域中医学术流派的理论内涵更加充实，在理论和临床上进一步发扬光大。

邓铁涛

（国医大师，广州中医药大学
终身教授，博士生导师）

2018年10月

岭南名医杨志仁教授是广州中医药大学第一附属医院喉科的创始人。远在20世纪50年代广州中医学院初创之时，杨志仁教授就担任了广州中医学院的院务委员会委员、眼喉科教研室主任，主持创建喉科，编写全国中医学院统一教材《中医喉科学讲义》。他在1962年荣获首批"广东省名老中医"称号。1962年广州中医学院附属医院建院时，杨志仁教授兼任喉科主任。

杨志仁教授有家传的中医喉科根基，又在青年时期就读于广东中医药专门学校，并师从多位名医，学贯中西，从20世纪30年代起在粤港两地行医多年，擅长中医喉科和内科，积累了丰富的临证经验。杨志仁教授从医从教五十余年，仁心仁术，造诣深厚，医术精湛。他诊治疑难，指导后学，为中医事业做出了杰出的贡献！尤其值得称道的是，众多中医学子通过他的努力继承了中医喉科的精华，使岭南中医耳鼻喉科学发扬光大，不仅在国内影响深远，而且蜚声海外。

杨志仁教授教导有方，其女杨启琪和杨启琛均继承祖业。杨启琪老师在我院耳鼻喉科工作四十余年，对中医耳鼻喉科精心研究，学验俱丰。现在她系统整理研究杨氏喉科的源流、学术思想和临证经验并将后学者继承和发扬杨志仁教授学术思想的体会归纳整理，结集出版。杨志仁教授当含笑九泉！

回顾医院的历史，名医辈出，业绩辉煌。我们不会忘记为医院的发展做出贡献的前辈，我们将努力弘扬中医精神，传承岭南名医的医德医术，构建岭南医学研究平台，保持名医、名科、名院优势，促进医、教、研均衡发展，培养新一代名医，使医院走向新的辉煌！

冼绍祥

广州中医药大学第一附属医院院长、教授，广东省名中医

2021年3月于广州

序二

　　杨志仁教授是我20世纪70年代在广州中医学院读书时任教"中医五官科学"的老师，当时任教的还有一批从广州中医药大学前身广东中医药专门学校毕业的广东省名老中医，如罗元恺、邓铁涛、黄耀燊、李仲守、刘仕昌、关汝耀等。1979年至1982年间，笔者为完成学位论文都曾请教过他们，至今音容宛在。而杨志仁老师就是其中给我以深刻印象的一位，记得当时笔者曾请教杨志仁老师两个问题：

　　一是家学渊源、岭南耳鼻喉科学术源流。杨志仁老师回答曰：父亲杨梅宾民国初年是省城喉科医生，重视对子女的教育，故在他幼年时就培养他诵读诗书、工笔画字，父亲临证时他侍诊于侧，所见疾病以喉症为多。其后又就读于广东中医药专门学校，系统学习中医理论，读书期间已通过广州市卫生局中医师考试取得注册中医师资格。可见杨志仁教授是出身于喉科医学世家并经近代中医学校教育而成的一代名医。

　　二是笔者拿着20世纪30年代杨志仁老师参加上海名医恽铁樵、陆渊雷开办的函授学校资料询问杨志仁老师：您已经是南粤名校学生兼医生，怎么还花钱去参加上海函授中医教育？杨志仁老师引古语曰："是故学然后知不足，教然后知困。我越学越感觉自己学识不足，越教越懂得授业困惑，但可教学相长。江浙多名士，良师当择善而从。"听了杨志仁老师一席话，我豁然醒悟，感觉他既是老师、名医，又是一位温润如玉的谦谦君子，谈吐时他雍容自若的神采、豁达潇洒的风度，呈现出一种成熟的圆润，给人以温暖的感觉。志者，心之所之也，治病救人乃心之志向也；仁者，仁爱互助，一视同仁，恫瘝在抱，为病患着想。这是我心目中的杨志仁教授，笔者非常敬重他。

杨志仁教授又曾嘱咐长女杨启琪医生，在他逝世后把家中藏书、杂志无偿捐献给大学的医史博物馆。20世纪90年代，笔者代表医史博物馆接收了该批书籍文物，现广州中医药大学广东省中医药博物馆保存着杨志仁教授开诊时的牌匾供参观者瞻仰；其捐献的杂志书籍保存在医史教研室，全部盖有"杨志仁赠"的印章，供各位老师与同学研读。当时笔者曾草拟一份文，希望有关领导准许杨启琪副教授延长退休一年（是年杨启琪副教授刚满55岁，国医大师邓铁涛说中医60岁才成才），以使她有时间整理父亲的资料，可惜那个年代没有研究中医学术流派、重视名医传承工作、非物质文化遗产申报等的氛围，最终此事不了了之。

时过境迁。自本世纪初（2006年）国家中医药管理局立项的"中医学术流派研究"课题，在全国13家中医院校、科研机构50多名专家、教授的共同努力下通过了验收，各地先后开始举办中医学术流派高层次的学术论坛，如2011年5月广东省中医药局主办、广州中医药大学第一附属医院承办的广东省首届"中医学术流派与岭南中医药文化论坛"等。当前中医学术界比较一致的看法是：不同地域医学流派的崛起、争鸣与交融，是构成当代中医学术研究可持续发展不可缺少的重要一环。2011年10月党的第十七届中央委员会第六次全体会议通过《中共中央关于深化文化体制改革推动社会主义文化大发展大繁荣若干重大问题的决定》，该决定指出文化是民族的血脉，是人民的精神家园。在我国五千多年文明发展历程中，各族人民紧密团结、自强不息，共同创造出源远流长、博大精深的中华文化，为中华民族发展壮大提供了强大精神力量，为人类文明进步做出了不可磨灭的重大贡献。优秀传统文化凝聚着中华民族自强不息的精神追求和历久弥新的精神财富，是发展社会主义先进文化的深厚基础，是建设中华民族共有精神家园的重要支撑。中医药文化是中华民族优秀传统文化的组成部分，建立岭南区域中医学术流派工作室，更好地开展岭南中医学术流派研究，与党和国家提倡的"建设优秀传统文化传承体系"的主流学术方向是一致的。

2016年2月，国务院转发《中医药发展战略规划纲要（2016—2030年）》全文。其中提到：实施中医药传承工程，全面系统继承历代各家学术理论、流派及学说，全面系统继承当代名老中医药专家学术思想和临床诊疗经验，总结中医优势病种临床基本诊疗规律。加强名老中医药专家传承工作室建设，吸引、鼓励名老中医药专家和长期服务基层的中医药专家通过师承模式培养多层次的中医药骨干人才。实施中医药健康文化素养提升工程，加强中医药文物设施保护和非物质文化遗产传承，推动更多非药物中医诊疗技术列入联合国教科文组织非物质文化遗产名录和国家级非物质文化遗产目录。

在这一重大时代背景下，笔者读杨志仁教授长女杨启琪副教授编写的《杨志仁学术精华与临床应用》，深感意义非同凡响。杨启琪副教授传承父亲中医药学术经验的工作自退休后一直没有停顿，令人钦佩。正是由于她十多年来坚持不懈地努力，该书才得以被列入广州中医药大学第一附属医院"创新强院"工程"岭南中医耳鼻喉科学术流派"项目不可缺少的组成部分。该书第一章为医家小传，不可忽略，它反映了名医经验学术源流及其传承脉络，名医成长之路也可以给后人以启迪。杨志仁出身于中医世家，父亲杨梅宾是省城喉科名医，杨志仁是为第二代。1934年他在广州与两位毕业于西医大学的姐姐合作开设曦云医务所执业中医，学术上他受近代江浙名医恽铁樵、陆渊雷及岭南名医谭次仲、卢觉愚影响，在遥承历代名医学术经验基础上，创立岭南杨氏喉科。中华人民共和国成立后，1962年在羊城宾馆召开的拜师大会上，他收谭祖辉医生为徒弟，其女儿杨启琪、杨启琛医生多年来也一直随父临证，是为第三代。杨启琪医生、谭祖辉医生的弟子门人是为第四代，符合当前中医学术流派"三代百年鲜活体态"的特征要求。

该书第二章到第四章为杨志仁原创著述的收集整理和汇编评述，为全书核心内容。杨志仁教授是岭南近代杨氏喉科学术流派创始人之一，他专精喉科，继承创新。1959年广州中医学院创立眼喉科教研组开设喉科课程，需要编写全国喉科教材。杨志仁独力挑重担，他认为教材要结合临床实践，要执简驭繁，于是对历代中医喉科医著进行研究，整理归类，写成中华人民共和国成立后第一本全国中医学院使用的喉科教材《中医喉科学讲义》，使后学者有章可循，中医界在喉科的交流上也有了统一的语言和规范，其后他继续编写了《中医喉科学中级讲义》，并主编修订了《中医喉科学讲义》（重订本），对中医喉科学的创立与传承发展做出了贡献。他还把家传的喉科秘方公开，编进了上述喉科教材，使之成为人类的共同财富。

杨志仁教授学识非常广阔，不但精喉科，而且也擅长诊治内科杂病。他同时从中医和西医的角度去观察病情，纯熟运用中医中药理论，辨证用药有的放矢，理法方药丝丝入扣。他诊治内科杂病，更强调"调理诸虚，脾肾为先"，认为中医治疗虚证有优势，其所用补益法中又以健脾补肾法最为常用。

第二章中杨志仁诊疗高招一节，笔者认为内容非常重要，这些"高招"，大都是"非药物中医诊疗技术"，是符合国家非物质文化遗产申报范畴的。杨志仁教授说，充分发挥（全方位治疗）非药物疗法的作用，主要是对患者进行生活指导，特别是在指导慢性病患者进行体育治疗方面，要充分调动和发挥患者身体的自愈能力以促进人体的正常生理功能恢复，与药物治疗配合而达到最佳的效果。书中介绍了胸腹按摩法、放松功、松静气功、意气功、熏蒸疗法等。每种方法详述其学术沿革、适应证、操作方法、注意事项。他总结说，中药、针灸和中国体育疗法是中医学的三件宝，配合得当则相得益彰，不应重此轻彼，作为临床医生要努力全面掌握运用，以造福患者。

第五章杨志仁学术思想之传承发展，应属杨志仁生前未能完成的学术经验的整理传承与发展创新，也收集了杨志仁的徒弟和学生对传承岭南中医学术流派所做的贡献。如"温病学与耳鼻咽喉疾病的联系"，自古岭南地区多湿热瘴气，疾病易于流行，易致喉疾眼病，岭南医家在诊疗中医喉科传染病急症方面积累了丰富经验，其理法方药在学术上体现出鲜明的地域特色，可与新安名医郑梅涧的《重楼玉钥》养阴清肺汤相媲美。杨氏认为，温病过程中人体出现耳鼻咽喉等器官病变，古人记述颇多，常见的风热喉痹、风热乳蛾，以及白喉、烂喉痧等病种都具有上述特点，属于温病学研究的范畴。咽喉乃十二重楼，古代、近代喉科急症颇多，杨氏疏风清热汤、杨氏漱口方、杨氏消痈汤、杨氏清热开音汤、杨氏泻火开音汤、杨氏清燥开音汤、杨氏养阴开音汤、杨氏清肺止衄汤等，可依据病情辨证论治使用。杨启琪副教授观察现代岭南喉科湿热病症较多，临证善用藿朴夏苓汤治疗湿温病耳鼻咽喉病症。

杨启琪副教授撰写的"熏蒸疗法在鼻科的临床运用"，是一篇有实用价值的"非药物中医诊疗技术"文章。熏蒸疗法的适应证包括急性鼻炎、慢性鼻炎、急性鼻窦炎、慢性鼻窦炎、萎缩性鼻炎、变应性鼻炎、鼻息肉等，某些鼻病手术后亦可用此法以助康复。临证时应根据具体疾病及其病因病机，选择适当的药物，既可一法一药，亦可数法数药配合使用，以求切中病情。熏蒸疗法可使药物直达患处，局部浓度较高，起效快。熏蒸时患处升温，局部加湿，具有温润呼吸道之作用，可使气血运行通畅，纤毛运动加快，腺体分泌增加，有利于病理产物的排出和病变组织的修复，抑制病原微生物的繁殖，对不便服药者、体虚和慢性病患者尤宜。药物主要通过呼吸道被吸收，亦有部分药物进入消化道而发挥疗效。熏蒸疗法既可在医院进行，也可由患者在家中自行应用。

一代名医、一代名师留给我们以精湛医术与高尚情操，杨志仁就是岭南名医群体中杰出的一位。他们留下的遗产是我们今后医教研工作中重要的卫生资源、科技资源、文化资源和经济资源。今天本书终于能够与读者见面，笔者感恩于杨志仁老师过去诲人不倦的教导，也敬佩他的女儿杨启琪副教授在困难情况下为弘扬岭南中医耳鼻喉科学术流派传承所做的努力，同时还感谢广州中医药大学第一附属医院为"岭南中医耳鼻喉科学术流派"予以立项并由学科带头人阮岩教授负责协调，当然更期待岭南中医耳鼻喉科学术流派在今后更加发展壮大，为人民的健康事业做出更大贡献。

刘小斌

广州中医药大学教授、主任医师、博士生导师

2019年6月18日

中医耳鼻喉科老前辈、名老中医杨志仁教授，是我20世纪60年代在广州中医学院医疗系读书时中医耳鼻喉科的任课教师，当时学习的教材也是杨志仁教授主编的《中医喉科学讲义》，大家都尊称杨志仁教授为"杨老"。1970年我被正式分配到耳鼻喉科教研室工作，杨老是我的上级，我的老师。当时我还是一个对中医耳鼻喉科理解不深的年轻教师，于是拿起《中医喉科学讲义》再次学习，该教材倾注了杨老大量心血，书中自有黄金屋，书中所讲述的每一个疾病，都像是一个个精彩的故事，至今让我记忆犹新。直至40余年后在编写新世纪全国高等中医药院校规划教材《中医耳鼻咽喉科学》时，《中医喉科学讲义》仍是重要蓝本和参考书。20世纪70年代，杨老年老体弱，但他仍坚持每周两次到门诊诊治患者，我虽未能在杨老身旁侍诊，但仍时有耳闻目睹，他的家传名方疏风清热汤，用于治疗咽喉疾病，屡屡收效，他的治病求本、顾护正气的理念指导了我数十年的临床。在我的心目中，杨老始终是我从事中医耳鼻喉科职业生涯的启蒙老师和引路人，他是一个医德高尚、精益求精、严谨治学的医者和学者，也是一个温文儒雅、温和慈祥的老人和老父亲。感恩杨老！怀念杨老！

杨老的女儿杨启琪老师，1976年被分配到广州中医学院第一附属医院耳鼻喉科工作，我与她有缘共事40余载。她是杨志仁教授的工作助手和主要学术继承人，数十年来兢兢业业奋力前行，博采众方并有所创新，临证经验丰富，坚持发扬中医特色疗法，常运用针灸疗法、按摩导引、烙治法、刺血疗法、熏蒸疗法、周氏万应点灸法、气功、食疗等于临床并取得佳效，深受患者欢迎和信任。

《杨志仁学术精华与临床应用》的出版，体现了岭南中医耳鼻喉科学术流派的传承发展与创新，故乐为之序。

王士贞

广州中医药大学教授、主任医师、博士生导师

世界中医药学会联合会耳鼻喉口腔科专业委员会会长

2021年6月

　　我是杨志仁的长女，从孩提时代起就在父母的教导下诵读唐诗，也诵读中医汤头歌诀，例如"四君子汤中和义……"，当时对于诵读的内容基本上是不求甚解的，也不知道有什么用途，只是觉得朗朗上口，不知不觉就背了下来，也烙进心里去了。

　　父亲留给我的印象是读书和工作，因为父亲平常都住在医院里工作，没有时间回家，即使回家吃饭也是独自边吃边看书，不跟家里其他人坐在一起，所以没有机会在他的指导下系统学习中医知识。我真正开始学习医学是在高中毕业后下乡当知青的时候，当时求学无门，我脑海中总有一个念头挥之不去：怎样才能让自己多一点本领立足社会？只有自学中医这条路可走！幸好学习的愿望得到了父母的支持，也得到了乡亲们的信任和推荐，我走进了公社"赤脚医生"的培训班，成为一名"赤脚医生"。每天工作不分日夜，配药、开处方、针灸、注射、敷药，能学的都学，学了就用，晚上有空就在昏暗的煤油灯下读书，背中医药的歌诀，其间还争取到向广州著名儿科专家梁淑仪中医师临床学习的机会。更幸运的是在1972年适逢广州中医学院经广东省委批准培养补充师资，我们几个当了"赤脚医生"的名医子女得到了系统学习的机会。1975年底我学习结束被安排到广州中医学院第一附属医院耳鼻喉科工作，此后就作为父亲的助手，不离左右，全面开启了名老中医杨志仁学术经验的继承工作。

当时父亲已经年老体衰，视力很差，却念念不忘传承中医。他安排我在医疗工作之余，阅读他做了笔记的书和各种资料，让我学习和摘录，又把想法告诉我，让我整理成文章表达他的思想，最后由他反复修改定稿。这个过程我读了不少书，也学到了父亲做学问的方法。同时我每周两次跟师门诊持续了近十年，整理出了一批治疗成功的医案。我受益最深的是长期近距离体察到父亲认真细致的工作态度、他跟患者谈话沟通的高超艺术，还有他对疾病全方位的理解，而且他总能提出中肯周全的治疗方案……这些在当时是极其难得的。所有这些为我后来几十年的医疗、教学、科研工作打下了良好的基础。

学医从医49年一路前行，除了继承杨志仁的医德、医风、医术之外，我不断学习中医学各个流派的理论和诊疗技术，也得到中医前辈和同事们的帮助指引，尽力把中医的各种治疗技术（如耳穴、刺血、烙治、点灸、熏蒸、外洗、气功、食疗等）广泛应用到耳鼻咽喉科的临床工作中，辨证求因、审因论治，实践前辈的经验再融合自己的体会，形成了自己独特的全方位的诊疗风格。如今即使已经年届七旬，我仍继续学习，不断实践，勤于总结，并将点滴心得记录结集于此，同时亦将曾跟随杨志仁学习的谭祖辉、何世东、杨启琛医师继承学习杨志仁学术经验，在各自岗位上发展应用的心得一并收录于本书，为岭南中医学术流派的发展添砖加瓦，以不辜负前辈的殷殷期盼。

杨启琪

2019年10月

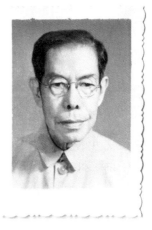

杨志仁

杨志仁（1909—1986），曾用笔名衍政、持正、居端，广东省名老中医，广东省南海县（今佛山市南海区）人，广州中医学院耳鼻喉科副教授。

杨志仁少年时曾在香港拔萃英文书院读书，1932年进入广东中医药专门学校学习，并于1933年参加广州市卫生局之中医师考试，取得中医师证书。从1934年起，他与两个毕业于中山大学医学院的姐姐合作，在广州市开设曦云医务所，执业中医。在此期间，他还抽空到广州名中医谭次仲先生处学习内科，参加了上海名中医恽铁樵、陆渊雷先生的函授班学习，后来又跟随香港名中医卢觉愚先生学习。中华人民共和国成立后，杨志仁从香港回到广州定居行医，曾担任广东中医药专科学校中医内科和外文教师，广东省中医进修学校《黄帝内经》和内科学教师，广东省中医院医务处代主任、住院部主任，广州中医学院眼喉科教研组主任及中华全国中医学会广东分会五官科学会顾问等职。

在杨志仁的医学生涯中，除了繁忙的诊务以外，留给后人的主要的文字资料之一是全国中医学校试用教材《中医喉科学中级讲义》（1961年出版）和全国中医学院试用教材《中医喉科学讲义》及其重订本（分别于1960年和1964年出版），开创了撰写国内中医大学喉科教材的先河，成为其后几十年中医五官科学教材的编写范例和基础，对于中医喉科乃至五官科学的发展有着不可磨灭的贡献。

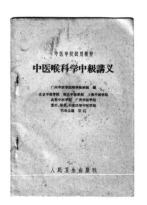

中医喉科学中级讲义

从本书所收集的论文、医案和验方可以看到，杨志仁的学术经验并不仅仅局限在喉科，而是涵盖了中医内科、喉科、眼科、妇科、口腔和治未病等各科，可见其知识渊博名不虚传。本书收入了杨志仁的多篇论文、18个医案、20条验方和诊疗绝招。杨志仁本人认为，其论文中最有意义的内容是第二章第六节、第七节的内容。这部分内容写成于20世纪70年代（前后大约耗费了两年的时间），着眼于提高中华民族的健康水平这一根本问题，阐述了中医药学里独特的最有价值的"上工治未病"的观点，前瞻性地提出了医疗卫生工作发展和研究的方向。在四十年后的今天，人民群众对健康的需求和预防医学的发展都印证了该部分内容的重要性和正确性，令我们感受到一代名医思想的光芒。

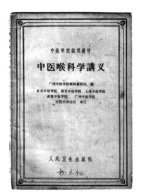

中医喉科学讲义

杨氏验方20条是杨氏几代人行医实践的积累，其中大部分为杨志仁亲手拟定，每一条都经过反复临床实践检验，有些已经使用超过百年。每一条都有明确的使用指征和加减法指引，是不可多得的珍品。从杨志仁诊疗绝招中可以看到他反对单纯用药物治病的观点，他非常重视调动和发挥患者身体的自愈能力，以促进人体正常生理功能的恢复，同时与药物治疗配合从而达到最佳治疗效果。从杨志仁留下的医案资料可以看出，他重视病史采集，关注病情的细节，见微知著、辨证求因、审因论治，力求理法方药丝丝入扣。除处方用药外，他还指导患者的日常生活安排和体育锻炼，以求身心同治，达到了中医治病的较高境界。

1962年和1978年，杨志仁先后两次荣获"广东省名老中医"称号。

目 录

杨志仁 学术精华与临床应用

第一章 医家小传

第一节　衣钵接续，渐入医门

1909年（清宣统元年），杨志仁出生于一个商业之家。

其父杨樾，别字梅宾（1862—1934），裱画出身，生意起于古董字画，富于开办十三行利亨号，该号既是绸缎庄也是银号。民国初期，杨梅宾转做彩票业，年交易额高达百万元。1926年，他将利亨号改为宝华银号，主要业务为外汇黄金买卖，并创办海珠戏院、中山酒店和合德银行，是清末民初著名的粤绅富商。

中国人有句老话，叫"久病成医"。杨梅宾平素就喜阅医书，常与当时的名医往来，后因自己常患喉病而拜佛山喉科世医柯师母为师，得其真传而成善治喉疾的能手，家中制备喉科药物。他曾先后居住在南海叠滘、

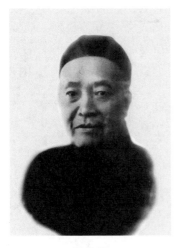

杨梅宾

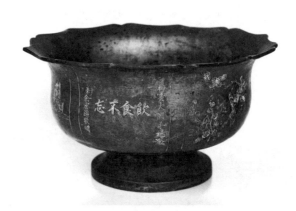

患者赠杨梅宾的纪念品

广州和香港等地，并曾在香港开办杨树芳药局，商务之余常为街坊邻里看病，施医赠药，从不受酬，在群众中享有美誉。至今杨家还保存着当年患者所赠送的纪念品——民国花瓣口铜碗，上面刻着"梅宾大国手……饮食不忘"等字样，此乃一代喉科名医的见证。

出生于这样的富贵之家，杨志仁的从医道路，一开始就显得与其他人有点不一样。

杨梅宾很重视子孙的学业，聘请了当地名秀才麦秀歧先生做家庭的私塾老师，所以杨志仁5岁便开始在家中私塾诵读四书五经、《古文观止》、诗词歌赋等，也练习书法。在众多的兄弟姐妹中，他的毛笔字写得最好，常被老师打上红圆圈以示称许，并得到父亲的奖赏。

杨志仁8岁开始学习英文，10岁进入香港著名的学校——拔萃英文书院读书，这为他以后学习中西医学打下了扎实稳固的语言基础。从这点看来，杨志仁医学事业的设计者——杨梅宾，表现出了超前的远见与思想，他知道西医的好处，希望自己的儿子能成为一个兼通中西医学的医生，并为此不遗余力地做了安排。如提供杨志仁临床实习的机会，安排杨志仁进入广东中医药专门学校。这些都为杨志仁后来成为一代名医打下了牢固的医学基础。

第二节　中西兼备，名医初成

在家庭的熏陶下，杨志仁从少年时代起就立下献身人类健康事业的志向，且对中医学情有独钟。由于身体生病，他14岁时休学在家，养病之余由父亲指导其学习中医，也涉猎西医。从20岁开始，他在父亲指导下临床实习中医，所诊患者以喉科为多。

1932年，23岁的杨志仁进入广东中医药专门学校（广州中医学院的前身）学习，同班的同学有邓铁涛、李藻云和关汝耀等。次年他参加广州市卫生局中医师考试取得了注册中医师资格。1934年，他在广州第十甫路与两位毕业于西医大学的姐姐合作开设曦云医务所，他执业中医，同时也向姐姐学习西医知识。为充实自己的学识，他还师从广州名医谭次仲先生，到其诊所侍诊。1935年，他就读于上海名医恽铁樵、陆渊雷开办的函授学校，以求深造。为了参考外国医籍，他业余时间还到广州日文专修馆夜班学习日文，并向西医黎尚权医师学习德文。

1938年日军侵占广州后他逃难到香港，在香港九龙油麻地佐敦道42号挂牌行医，并应他在广州时的老师——香港保元中医学校校长谭次仲之聘到该校任教，同时又跟随香港东华医院中医长卢觉愚先生学习，进入卢觉愚先生举办的夜校听课。

1942年日军侵占香港后，杨志仁辗转到曲江、桂林、梧州等地避难，1944年返回广州在宝源医院业医。在战乱年代他曾在广州大学经济系学习获学士学位，为谋生计也做过英语教师、日语教师、会计主任等。然而在曲折起伏的生活征途中，他所矢志的则是穷究岐黄医术之妙以造福众生。新中国成立前后，杨志仁在广州有名的医生街——抗日西路开业行医，1950年9月又与杜淦珍医生等一起在六二三路筹办了广州

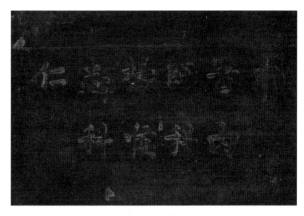

杨志仁诊所招牌

市第一间中医联合诊所——百达中医联合诊所。同时他参加了第一届广州市中医进修班学习，以第一名的优秀成绩毕业。

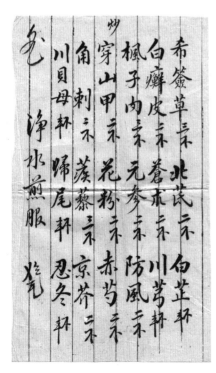

杨志仁处方

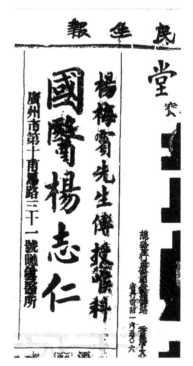

报纸上登载的杨志仁行医广告

第三节　医教相谐，代有传承

　　1951年10月，杨志仁应罗元恺校长邀请到广东中医药专科学校任内科教师、外文教师，1952年7月进入广东省中医院工作，历任医师、医务处代主任、住院部主任，兼任广东省中医进修学校《黄帝内经》和内科学教师。

　　1959年为开办广州中医学院的喉科，杨志仁兼任了广州中医学院喉科教师，独自编写全国中医学院试用教材《中医喉科学讲义》和《中医喉科学中级讲义》。

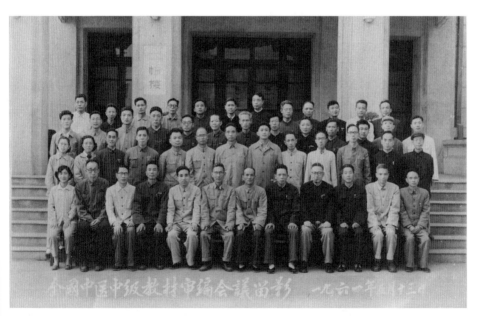

1961年全国中医中级教材审编会议合照（二排右一为杨志仁）

广州中医学院于1962年创建了眼喉科教研组，是国内同行中最早成立喉科教研组的单位之一。杨志仁顺理成章地被聘为主任，并任广州中医学院院务委员，兼广东省中医院喉科主任。他继续主编了《中医喉科学讲义》重订本，同年被评为"广东省名老中医"。

1962年在广州羊城宾馆召开的"广东省名老中医拜师大会"上，杨志仁收广州中医学院的优秀毕业生谭祖辉为徒弟，后来谭祖辉成为广东省中医院的喉科主任。

1964年，广州中医学院附属医院创立，杨志仁担任眼喉科主任。1973年后他历任广州中医学院五官科教研室顾问、耳鼻喉科教研室顾问、中医耳鼻喉科硕士研究生指导老师、中华全国中医学会广东分会五官科学会顾问等。

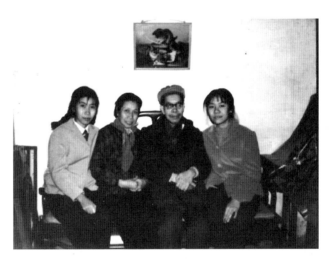

杨志仁一家（左起：杨启琪、吴梦展、杨志仁、杨启琛）

1972年，广东省组织选调杨志仁的大女儿杨启琪进入广州中医学院学习和工作，并安排她作为杨志仁的工作助手和学术继承人，此后杨志仁发表的论文和医案大部分由她协助完成。多年以后杨启琪成长为广州中医药大学第一附属医院耳鼻喉科副教授、副主任医师。杨志仁的小女儿杨启琛亦在父亲的指导下学习中医，从广州中医药大学毕业后成为执业中医师。

1978年，杨志仁再次被广东省政府授予"广东省名老中医"光荣称号，1981年定职副教授，1986年5月因病去世。

桃李不言，下自成蹊。从1959年广州中医学院创建喉科至今已经六十余年，在杨志仁等几代名医的带领下，

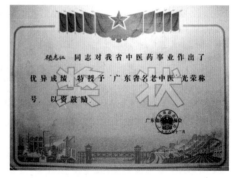

1978年，杨志仁获"广东省名老中医"称号

岭南中医耳鼻喉科学术流派不断发展。广州中医药大学举办了四届全国中医耳鼻喉科师资培训班，创办了中医耳鼻喉科的本科、硕士、博士、博士后教育，培养了一大批中医耳鼻喉科的学术带头人和传承人，对我国中医耳鼻喉科学的发展起了积极的推动作用。广州中医药大学第一附属医院耳鼻喉科已经成为国家临床重点专科、国家中医药管理局重点专科。杨志仁的学术思想在家族内外代代相传，开花结果。

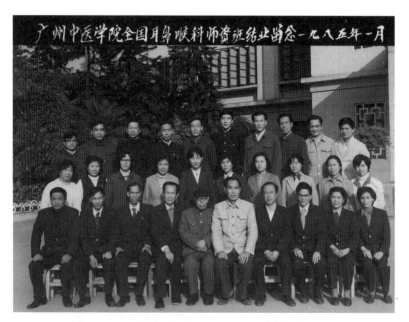

1985年，全国耳鼻喉科师资班结业照（前排左五为杨志仁）

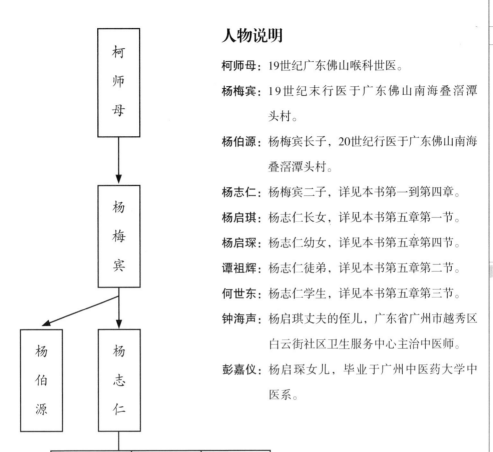

人物说明

柯师母：19世纪广东佛山喉科世医。

杨梅宾：19世纪末行医于广东佛山南海叠滘潭头村。

杨伯源：杨梅宾长子，20世纪行医于广东佛山南海叠滘潭头村。

杨志仁：杨梅宾二子，详见本书第一到第四章。

杨启琪：杨志仁长女，详见本书第五章第一节。

杨启琛：杨志仁幼女，详见本书第五章第四节。

谭祖辉：杨志仁徒弟，详见本书第五章第二节。

何世东：杨志仁学生，详见本书第五章第三节。

钟海声：杨启琪丈夫的侄儿，广东省广州市越秀区白云街社区卫生服务中心主治中医师。

彭嘉仪：杨启琛女儿，毕业于广州中医药大学中医系。

杨志仁学术传承谱

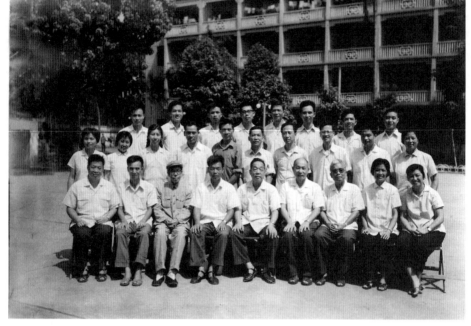

全国西学中教材编审会议代表合影（前排左三为杨志仁，二排左三为杨启琪）

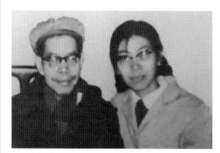

杨志仁（左）与杨启琪（右）

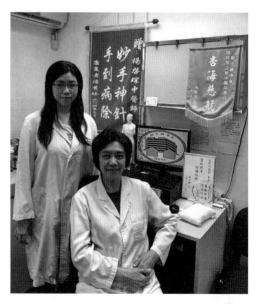

杨启琛（右）和女儿彭嘉仪

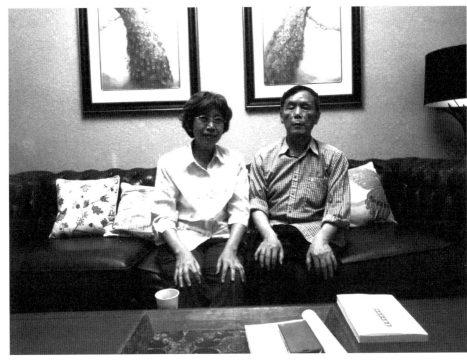

杨启琪（左）与谭祖辉（右）

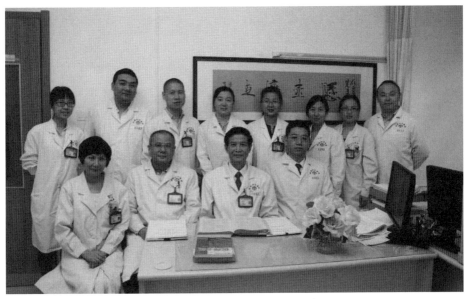

何世东（前排右二）和他的弟子们

第二章　术业精粹

第一节　杨志仁学术思想介绍

一、医德高尚，治学严谨

杨志仁从少年时代起就立下献身于人类健康事业的决心。他对工作对患者极其热心负责，对患者无论贫富尊卑都一视同仁，悉心治疗。偶有患者缺钱取药，他就解囊相助，仁心仁术，体现无遗。

杨志仁是个极爱读书的人，他涉猎甚广，在他常读的书里，有其所做的圈圈点点的记号。对于重要的内容，他还一丝不苟地摘录在笔记本上。他认为要不断更新知识才能跟上时代，为此他每年都订阅多种医学书刊阅读，直到晚年还在不断探索新的问题。

杨志仁对中医教学工作非常认真。在以往的喉科文献中，喉科病名繁多，各家学说不一，为此他主持编写《中医喉科学讲义》，对繁杂的喉科病名整理归类，使学生能执简驭繁。该教材既总结

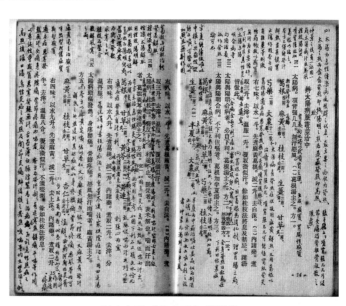

杨志仁读《伤寒论》所做笔记

继承了历代医家的经验，亦融进了杨志仁的临床心得，其中的经验方多数都是杨志仁常用的有效方剂。

诊病细心是杨志仁的特点，凡被他诊治过的患者对此有口皆碑。在杨志仁教授所写的病历上除了一般的记录外，往往还记载有发病诱因、饮食习惯、生活嗜好、作息安排、性情脾气思想以及服药反应等，他认为这样有助于辨证求因和审因论治，也有助于对疑难复杂病例的反复深入思考。

二、专精喉科，努力继承与创新

杨志仁的喉科是家传的，但他并没有墨守成规，他说仅仅运用家传的一套是不够的，重要的是自己锲而不舍去钻研和在实践中不断探索。在喉科教材中，有一条名为疏风清热汤的经验方，原是佛山喉科世医柯师母所传，原方本有十五味药（金银花、连翘、牛蒡子、赤芍、荆芥、防风、桑白皮、桔梗、天花粉、当归尾、玄参、川芎、白芷、甘草、大黄），辛温、辛凉药并用，集疏风清热、活血消肿药于一方。杨志仁在实践中体会到，南方人的喉病以热证与阴虚者较多，故舍去当归尾、川芎、白芷三味，加入黄芩、浙贝母，使其适应证更广，取得了更好的疗效。在治疗慢性咽喉病方面，他认为凡咽喉病日久不愈者多有体质虚弱、正气不足之内因，并常兼见痰湿和血瘀，应根据年龄、体质、证候等细加辨别。

1972年，有一女患者声嘶3个月，经西医院诊断为

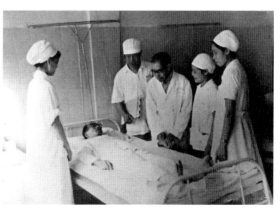

杨志仁（右三）查房诊病

声带息肉，医生认为必须手术摘除，但患者力图用中药解决问题而求助于杨志仁。查此人声嘶较重，语音嘶哑难辨，咽喉干燥，睡眠不宁，舌红苔少，脉细数。杨志仁认为其证属肺肾阴亏，虚火上炎，灼伤阴血，血滞成瘀，当治以滋阴清肺，活血化瘀，拟方：干地黄、玄参、麦冬、桔梗、甘草、龙脷叶、桑白皮、瓜蒌皮、柿霜、茜草、赤芍、川红花、田三七，水煎服。另取西青果含服，每日4次，每次1枚。服药20余剂，患者声音恢复正常，复查声带息肉已消失。

另一声嘶3个月之女青年，喉间多痰，色微黄，难略出，检查见左声带前1/3肿胀，右声带充血轻，声门闭合不良，舌淡红、苔腻微黄，脉滑。杨志仁辨证为痰湿闭阻气道，久郁化热。治以清肺化痰，方用法半夏、竹茹、陈皮、茯苓、桔梗、瓜蒌皮、桑白皮以祛痰除湿，再加枳壳以行气，气化痰除，服药四剂而愈。在《失音证治略谈》一文中，杨志仁总结前人的经验和自己的心得，概括了失音证临床常见的六个基本类型，并介绍了治疗喉病的基本方，这些方子灵活加减运用确有良效。杨志仁还认为凡咽喉病患者，除用药治疗外，还必须做到：①尽量少讲话，使患处休息，减少血郁和劳损，使患处得到修复的机会。②早睡眠，使虚火不至上炎，阴阳趋于平衡。③忌食生冷寒凉和辛辣刺激的食物，以免寒湿生痰和辛燥伤肺。这些是杨志仁积几十年经验之谈，亦为现代科学研究之成果所验证。

三、重视阴阳，治病求本

"生之本，本于阴阳""治病必求于本"，这是杨志仁经常强调的两句话。他说能准确把握阴阳变化的医生就是高明的医生。近年来他还反复说："中医的体质学说很重要，体质很大程度上决定了患病的表现，不认识它就无法把握疾病的进程和转归，应该认真钻研。"

1973年，杨志仁治疗了一例患葡萄膜炎的小孩，患儿已辗转于各大医院住院治疗了2个月而视力仅为0.2，经治医生均感到缺乏信心。杨志仁于诊病时发现患儿手心热，体温37.3℃（腋探），结合其他证候，辨证为瞳神紧小证（阴虚血热），依此处方，药到眼明，患儿视力日渐提高，数月后康复如常人，未见复发。

20世纪80年代初，一患三叉神经痛的教师来诊，其患病已半年，因讲话或进食每天面痛发作五六次，痛苦不堪，无法工作，西医建议手术治疗。杨志仁了解到患者从事脑力劳动，且有"肝炎"病史，近数年又因痔疮而致经常便血，平素不耐寒凉和辛燥食物，面痛发作以夜间为甚，舌淡红、苔薄白，脉弦细。辨证为面痛证（阴血亏虚），审因论治投以养血滋阴之品，十剂面痛大减，调治四月渐愈。

杨志仁根据中西医学理论，研究人体衰老和癌症，在1978年提出了如下的学术观点：癌症发生的内因是人体正气不足，阴阳失调，用阴阳学说去看癌细胞的异常增殖，可以认为是一种阴虚阳亢的现象，是阴虚不能制阳的结果；及时地调整失调的阴阳，可能预防癌症的发生；中药和中医的保健养生方法可以调整阴阳，既可养生延寿，又可防癌。

四、调理诸虚，脾肾为先

历代的医家都注重脾和肾，杨志仁融会继承了李东垣、朱丹溪、张景岳等的学术思想，非常重视中医的脾肾学说。他说，肾的学说在中医理论中是个核心问题，与西医的肾上腺-皮质下系统有相似之处，中西医在这方面如能互相配合，取长补短，则可以相得益彰，解决不少难题。他还认为中医治疗虚证有优势，补益法中又以健脾补肾法最为常用。1985年，一位17岁的女青年因患过敏性紫癜前来就诊，她已经用激素和中药治疗了两年，也曾使用脱敏疗法，但紫癜仍反复出现。杨志仁经四诊发现，患者除肢体有紫癜外，还有精神不振，气短声低，胃脘不适，右乳房乳腺增生如块状，小便正常，大便2日1行，舌淡红、苔薄白，脉细弱。诊为紫癜，用健脾补肾法治疗，拟方用熟地黄、女贞子、桑寄生、五味子、怀山药、茯苓、枸杞子、仙鹤草、何首乌、菟丝子、白术、炙甘草、陈皮、阿胶。停用全部西药，加减用药八剂，疗效显著，患者精神、胃口转佳，紫癜没有再出，如此调治5个月，陈旧的紫癜全部消退，右乳房的块状物亦变小变软，患者症状消失，恢复工作，未见复发。

五、重视心理治疗，注重体育疗法

杨志仁生前反复强调，有些疾病不是光靠一张处方就能治好的，医生不但要有开药方的本领，还要指导患者调整心理、安排作息和避免一切不利因素的影响，这才算是完全负责。他说，与患者交谈是医生治病的手段，成功的谈话对疾病的诊断和治疗都至关重要。他诊病时尽可能与患者细谈，他认为这样做既可以了解病因及患者的生活习惯和心理，又可以通过谈话给患者以良好的信息，调整患者的精神状态，指导患者配合治疗，促使疾病向好的方面转化。

20世纪50年代末，曾有一位话剧演员，常常废寝忘食地工作，结果患了肺结核、早期肝硬化等多种慢性病，无法继续工作。杨志仁坚持要他全休3个月。这位演员于是一面服用中药，一面听从杨志仁的指导去苦练气功，终于恢复了健康，并取得了很大的成就。杨志仁认为，对于慢性病要讲究综合调理，反对单纯用药的观点，并特别强调体育锻炼。他认为中国传统的体育锻炼方法在防治疾病方面有独到的功效。20世纪50年代他极力将著名的武术气功专家李佩弦老师举荐到广州中医学院任教，又曾多次在学院的各种会议上提出，应搜罗气功等方面人才，争取早日开设气功专业以发挥中医优势。为推广气功治病，他积极地在广东省卫生厅的气功训练班上任课，又在广东省中医院开设富有中医特色的气功室。他常常向患者介绍一些患了顽疾而经体育疗法治愈的例子，并不厌其烦地对一些慢性患者做体育治疗的指导。有一位女青年患复发性口疮两年，经治不愈，而她停止服药后每天自行按摩胸腹，两个月后口疮彻底治愈，连原有的痛经也消失了。一位严重的重症肌无力患者，西医治疗无效，经杨志仁用中药调治并教其自行按摩胸腹，病情大有起色。杨志仁说："不要小看胸腹按摩的作用，胸腹是脏腑的所在地，微循环是人体的'第二心脏'，经常按摩胸腹能够改善脏腑的微循环，从而使阴阳平衡，与其他锻炼方式相比，按摩胸腹往往有事半功倍的疗效。"

（此文刊登于《新中医》1989年第7期）

第二节 杨氏祖传喉病秘法

杨志仁之父杨梅宾从柯师母处继承了医治喉病的方法和药物并应用于临床，常显特效，保存至今，特录如下。

注：本书中所涉及的古方，为强调原方作者的组方思想和配伍特色，每首方剂的药物组成、剂量、用法等均保留原样，不做换算和修改，并用楷体标出，以区别于正文，仅供读者参考。

一、咽喉症治总诀

咽喉发病果何从，不外痰兮火与风。

审病最宜吹甲药，丙丁二药点喉中。

其次便宜煎戊药，总丸随药勿从容。

埋丸之法须牢记，且听吾言说一通。

平常甲药三分用，更宜乙药一分同。

症危甲乙须平兑，用蜜为丸始奏功。

两个丸如龙眼核，小儿半服不多容。

福柿园肉煎汤送，成个丸吞勿咬松。

最宜一一依成法，勿改师承自作聪。

每日服丸二个，吹散点散十次八次，以好为度。

二、药方备列

1. 甲药

龙骨八钱，彝茶三两，延胡索二两，青黛一两（飞净），青皮一两，桔梗四钱，白芷三钱，血竭三钱，海螵蛸三钱，轻粉三钱，黄柏三钱，大梅片一钱，共为极细末。

甲药歌

龙骨八钱桔梗四，青黛还加一两齐。

螵蛸白芷兼黄柏，轻粉儿茶血竭分。

每味三钱梅片一，再须一两是青皮。

更加二两延胡索，甲药喉科第一题。

2. 乙药

正牛黄二分，青黛五分（飞净），梅片二分，延胡索五分，青皮五分，西红花分半，珠末二分，共为极细末。

乙药歌

青皮青黛延胡索，三品俱宜用五分。

珠末牛黄梅片二，分半红花乙药文。

3. 丙药

珠末一钱，辰砂二钱，大梅片一钱，共为极细末。

多用于口腔咽部黏膜破损溃烂。

4. 丁药

珠末少许。

取其能分风痰、能定风痰也，必要用，勿以上方已有而不用也。

5. 戊药

即总治各症水药方也，此为内服之汤方，各药重量得由医生斟酌病者之虚实寒热而加减之。

连翘，荆芥，川芎（用雪水浸过，无雪水用清水），甘草，桔梗，赤芍，归尾（用黄瓜霜浸过），桑白，大黄，白芷，防风，银花，花粉，牛子，元参。

以上各药二钱，如喉内损烂加生石膏一钱、生竹茹少许。喉内红肿而未损烂者，加生石膏一钱同煎内服。

戊药歌

归尾浸透黄瓜霜，川芎又宜浸雪水。

连翘桔梗桑白分，赤芍防风与牛子。

生军花粉及玄参，荆芥银花兼白芷。

加之甘草各二钱，右共君臣十五味。

喉损石膏与竹茹，喉肿石膏加少许。

戊方水药理喉科，当使沉疴能立起。

6. 己药

此外敷药方也，如外面无疾者不必用之。

延胡索二两，青皮一两，龙骨五钱，三黄散五钱，青黛五钱，梅片一钱，共为细末，用烧酒蜜糖开搽患处。如肉色红肿者其症轻，加射干少许；肉色肿而不红者其症重，宜加多些珠末。

7. 庚药

此含药水方也，如风重者宜煎此药含之。

大南星、蕲艾、钱贯草、薄荷煎好加黑醋五钱或一两匀之同含，含完即宜吐出，此药不能入肚，慎之。

8. 辛药

此治花柳喉症之水药也。

山豆根，生军，花粉，山甲（现已禁用），蜜花，救必应，西牛皮，连翘，以上各二钱净水煎服。

三、治法总列

先用甲药吹入喉内（甲药即总散也）。

次用丙药、丁药点入喉内（此药切不可吹）。

次用戊药煎服（即总水药也）。

次服总丸（总丸用甲乙药和匀为之，其法详下）。

服总丸之后仍要吹总散，点丙药、丁药入喉内，每日吹一二十次，点一二十次更妙。切勿贪懒及不耐烦，各药切勿加减混乱，否则不效，至紧至紧。

四、埋总丸法

埋总丸之法：症轻者用甲药四分之三、乙药四分之一，症重者用甲药五分之三、乙药五分之二，如症十分危重，用甲乙药对开，以蜜为丸，每丸如小龙眼核大，每服二丸。此丸要即埋即吞，趁湿方有功且易吞下，又要成个吞，切勿咬破及开服，否则不效，切记切记。小儿则埋丸白豆大，约用大人一半便合。如难吞可分三个，切勿破开丸也。吞时可用福柿（福柿又名京柿）、龙眼干煎水吞下。

第三节　论咳嗽及其药物疗法

我们的气管里存有黏稠的分泌物或异物的时候，便会阻碍呼吸的机能，身体为保持正常的呼吸机能，便会将这些分泌物或异物排出体外，这种排出分泌物或异物的呼出运动，就叫作咳嗽。

咳嗽时，声门闭锁，呼出肌收缩，胸压及腹压异常亢进，继而声带急剧开放，肺内的空气便乘势呼出。虽然咳嗽是身体的一种防御机能，但频频发作时，便会对肺脏产生不良的影响，而且能升高动脉的血压，如已患了动脉硬化或大动脉瘤者，可因咳嗽而引起出血。

一、咳嗽的原因

咳嗽的原因大致可分为五种：

（1）分泌物或异物刺激喉头、气管及支气管黏膜。

（2）肋膜疾患。

（3）咽喉及耳鼻疾患。

（4）食管、肺、肝、脾、心脏及子宫疾患。

（5）神经疾患。

二、咳嗽的种类

（1）干性咳嗽，多见于喉头炎、气管及支气管炎、肋膜炎、初期肺结核、鼻咽炎、心脏疾患、胃炎、妊娠等。

（2）湿性咳嗽，多见于支气管瘘、肺炎、肺脓疡、肺坏疽等。

（3）犬吠声咳嗽，多见于白喉及其他喉头疾患，有时百日咳、癔症等病亦见之。

（4）无声咳嗽，多见于癔症及其他声带麻痹疾患。

（5）发作性咳嗽，多见于百日咳、流行性感冒、扁桃体肥大、喉头疾患、支气管疾患、癔症等。

（6）小咳，多见于上呼吸道慢性炎症及初期肺结核。

三、咳嗽的治疗

咳嗽只是一个症状而不是一个疾病，发生咳嗽症状的疾病有多种，治疗咳嗽时，应当找出咳嗽的原因做根本的治疗，但适当的对症治疗亦属必要。治疗咳嗽的药物，大致可分为祛痰药和镇咳药两类。

1. 祛痰药的作用

（1）增加呼吸道腺体的分泌，使痰液稀薄，咯出容易。

（2）使黏稠的痰液溶解、稀释，咯出容易。

（3）促进炎性分泌物的吸收，加速治愈作用。

（4）润滑喉部黏膜以减少刺激。

中药的祛痰药常用者有枇杷叶、旋覆花、前胡、沙参、射干、桑白皮、瓜蒌、桔梗、远志、甘草、蜂蜜、柿霜、百合等。

西药的祛痰药常含有碳酸铵、氯化铵、酒石酸锑钾、碘化钾、吐根、亚莫尼亚茴香精等。

2. 镇咳药的作用

（1）麻醉或减退呼吸中枢的兴奋而起镇静镇痉止咳作用。

（2）解除支气管肌的痉挛性收缩而起平喘镇咳作用。

中药的镇咳药常用者有苦杏仁、川贝母、百部、款冬花、紫菀、五味子、紫苏子、白前、半夏、麻黄等。

西药的镇咳药常用者有可卡因、吗啡、阿托品、肾上腺素等。

咳嗽是人体一种排出痰液的自疗机能，本来于人体是有相当益处的。因此对于有痰的咳嗽，在治疗上不应随意滥用镇咳药来加以抑制。但咳嗽过甚会妨碍睡眠，增加患者痛苦，容易使衰弱的心脏发生麻痹，而且往往成为肺出血、脑出血等的原因，所以对于有可能加深患者痛苦或有可能使病变恶化的咳嗽，就需要应用镇咳剂来加以抑制。

关于治疗咳嗽的药物，虽然可以按其功用而分为祛痰药与镇咳药，但在实际处方时，多互相配伍应用，并且必须针对疾病的原因和其他症状兼用别类药物来治疗，这样才可以达到全面治疗疾病的目的。

四、咳嗽的处方

1. 中药处方举例

（1）瓜蒌仁10克，桑白皮10克，桔梗10克，前胡10克，川贝母10克，苦杏仁10克，金银花10克，连翘10克，黄芩10克，玄参10克。

瓜蒌仁、桑白皮、桔梗、前胡为祛痰药，川贝母、苦杏仁为镇咳药，金银花、连翘、黄芩、玄参为消炎药，本方适用于急性喉头炎、支气管炎之咳嗽而痰液黄稠者。

（2）止嗽散（《医学心悟》）：紫菀10克，百部10克，白前10克，桔梗10克，陈皮5克，荆芥10克，甘草5克。

紫菀、百部、白前为镇咳药，桔梗、陈皮、荆芥刺激气管以祛痰，甘草为黏滑性缓和药。本方适用于气管炎及支气管炎之咳嗽痰液稀薄者。

（3）射干麻黄汤（《伤寒论》）：射干8克，麻黄8克，生姜12克，细辛6克，紫菀8克，款冬花8克，五味子6克，半夏12克，大枣5枚。

射干为祛痰药。麻黄能解除支气管肌的痉挛性收缩，于咳喘有效。紫菀、款冬花、五味子、半夏为镇咳药，细辛、生姜有镇咳及制止分泌的作用，大枣有缓和诸药刺激的作用。本方适用于慢性支气管炎之咳嗽喘逆、痰涎稀薄、分泌旺盛者。

（4）肺炎清解汤（《中西医典》）：瓜蒌仁20克，川贝母10克，桑白皮10克，苦杏仁10克，前胡10克，天竺黄10克，陈皮4克，牛蒡子10克，芦根40克，杭菊花10克，薏苡仁40克，车前子10克，冬瓜仁40克。

本方为镇咳祛痰药配入芦根、天竺黄、杭菊花、牛蒡子、冬瓜仁、薏苡仁、车前子等消炎利尿药，据《中西医典》的著者张公让医师云，在青霉素、磺胺类药出现以前，此方治疗肺炎之效力在其他中西药物之上。

（5）紫菀汤（王海藏）：紫菀10克，川贝母10克，知母10克，党参5克，茯苓10克，五味子4克，阿胶珠10克，甘草4克，桔梗8克。

本方中除镇咳祛痰药外，党参为强壮药，茯苓为滋养药，阿胶为止血药，适用于肺结核之久嗽咳血者。

（6）秦艽扶羸汤（《仁斋直指方》）：秦艽10克，鳖甲20克，柴胡10克，地骨皮10克，当归10克，紫菀12克，法半夏12克，党参12克，炙甘草4克。

本方中除镇咳祛痰药外，还加入了退热药及强壮药，适用于肺结核之潮热盗汗、咳嗽体弱者。

2. 西药处方举例

（1）氯化铵5克，甘草流浸膏2毫升，蒸馏水加至180毫升（本方系12次量）。每日服3次，每次服15毫升。

氯化铵为溶解性祛痰药，能稀释痰液，甘草流浸膏为黏滑性祛痰药。本方适用于干咳及痰不易咳出者。

（2）可待因糖浆30毫升，氯化铵7克，复方甘草合剂加至100毫升（本方系10次量）。每日服3次，每次服10毫升。

可待因糖浆为镇咳药。复方甘草合剂内含酒石酸锑钾，为恶心性祛痰药，能增加呼吸道黏膜分泌。本方适用于感冒时的干咳。

（3）碳酸铵1克，吐根糖浆1毫升，复方樟脑酊1.5毫升，单糖浆6毫升，蒸馏水加至45毫升（本方系3次量）。每日服3次，每次服15毫升。

碳酸铵为溶解性祛痰药，能稀释痰液。吐根糖浆为恶心性祛痰药，能增加呼吸道黏膜的分泌。复方樟脑酊内含阿片，有镇咳作用。本方适用于急性支气管炎。

（此文刊登于1952年11月《广东中医药》第7期）

第四节　失音证治略谈

音，声也，是指声发而有清浊高低之节者。失音，是指人失去正常之音，可以由发声器官的疾病或发声器官以外的疾病引起。

对于失音这一类疾病，在中医的一些文献中称为"瘖""喑"。依照病因、发病部位或病程的不同，又分别有"舌瘖""喉瘖""胎瘖""子瘖""产后瘖""暴瘖""卒音""久瘖"等名称。后世的医书多用"失音"这一名称，通俗易懂，本书仍沿用之。至于中风引起的"舌瘖"，归于内科中风病范围讨论较为合适。

一、失音的病因病理

中医学认为声音的发出与五脏有关系，肺、肾、脾、肝、胆、心等经脉都循经咽喉，把咽喉与脏腑联系起来。张景岳认为，声音出于脏气，脏气充实则声音洪亮，脏气虚弱则声音低沉，五脏病变均可致失音。

喉连接气管通肺，与肺的关系最为密切，因此声音的发出与肺关系最大。中医学把肺形象地比作一口钟，声音的发出犹如钟被撞击而鸣响一样。叶天士说："金实则无声，金破亦无声。"失音的发生就像钟内被他物所充塞或钟已破裂而声音不能清脆响亮一样。肺是娇嫩的脏器，容易受到各种邪气的侵袭，亦可因号叫歌哭和久咳不止而受到损伤。肺为贮痰之器，痰湿易停留于此。外邪侵袭可使肺气闭郁，使之失却宣畅之机而致发声障碍；肺阴不足，肺气虚弱，也可致失音。

中医学认为肾与声音也有关系。《类证治裁》曰："肺为音所自出，而肾为之根。"肾气充足才能声音洪亮，房劳过度、睡眠不足等许多原因均可致肾虚。肾气虚弱则不能蒸化水谷之精气濡养咽喉，况且肺与肾在五行中属母子关系，肾气虚弱会"子盗母气"而致肺肾俱虚，从而发生失音。

脾为后天之本，吸收水谷精微化生气血以养全身，脾气虚弱，土不生金，肺气随之不足，则声音不能正常发出；或脾虚生痰，阻塞气道而致失音。

肝主疏泄，有调整人身气机的作用。如暴怒、愤郁而致肝气郁结，上逆于喉，气机逆乱则可成暴瘖（急喉瘖），或致气滞痰凝，闭阻气道而失音。

心主神明，开窍于舌，温邪逆传心包、扰乱神明，或痰浊蒙蔽心包均可致神志不清、不能言语，或神志虽清亦不能言语。

多种病因作用于人体都有可能发生血瘀，因此血瘀这种病理变化在失音证中也常存在。

事实上人体是一个整体，在某一患者身上可能同时有多种病因存在，以致发生比较复杂的病理变化。

二、失音的治疗

《景岳全书》云："瘖哑之病，当知虚实，实者其病在标，因窍闭而瘖也。虚者其病在本，因内夺而瘖也。"辨别虚实为辨证之大纲，现把该证分作实证类和虚证类论述。

1. 实证类

（1）外感风热。突然出现声音嘶哑，甚至失声，喉内干燥有发热感，或微痛，咳嗽，或兼见发热恶寒，舌质红，苔薄白，脉浮数。治宜疏风清热，用清热开音汤（薄荷、荆芥、甘草、桔梗、金银花、连翘、牛蒡子、蝉蜕、桑叶、板蓝根、木蝴蝶）。

（2）外感风寒。突然出现声音嘶哑，多因受凉而起，必见恶寒重，不发热或发热轻，头痛，口淡，舌质淡红，苔白润，脉浮缓。治宜疏风散寒，用祛寒开音汤（荆芥、防风、桔梗、甘草、僵蚕、陈皮、香附）。此证较少见，患者往往是平时体质虚寒的人。如果寒从热化，则可见发热较重，声嘶较重，口燥唇干，舌苔转黄，脉象转数，治疗时须加入清热之药。

（3）燥邪犯肺。此证多发于秋天等气候干燥季节或过食辛燥食物之后，症见声音嘶哑，口鼻干燥，干咳，口干喜饮，舌质红，苔薄白而干，脉细数。治宜清燥开音，用清燥开音汤（桑叶、北沙参、麦冬、天花粉、甘草、桔梗、蝉蜕、人参叶、木蝴蝶）。

（4）肺火。外感各种时邪，化热化火，或肺有蕴热，均可见此证。表现为声音沙哑较严重或失声，咳嗽、痰多、口苦、口渴，或伴有大便秘结，舌质红，苔黄，脉数。张景岳言"火闭可清而愈"，治宜泻火开音，用泻火开音汤（玄参、麦冬、桑白皮、黄芩、甘草、马勃、瓜蒌皮、胖大海、桔梗、木蝴蝶、车前草、蜡梅花），便秘或痰多者选加牛蒡子、冬瓜仁。

（5）气滞痰凝。此证多见失音发病已有一些时日，或一向体质较弱，或发病后曾服过较多寒凉药物仍未痊愈者，症见讲话费力，声音不扬、嘶哑，咯痰后声音较清，常兼见胸闷不舒，恶心，痰多色白，咳嗽，舌苔白腻，脉弦、滑、缓。根据张景岳"气闭可顺而愈"的原则，治宜行气化痰，用理气开音汤（紫苏梗、香附、陈皮、石菖蒲、甘草、茯苓、郁金、桔梗、麦冬、白芍、法半夏、木蝴蝶）。痰多气逆者以紫苏子易紫苏梗，脾虚气弱者加党参、白术，痰湿重者加车前子、薏苡仁。滋腻药物宜慎用。

某些温病也可以遗下失音一证，其原因是热毒未清，痰浊蒙蔽，或肺肾阴伤，宜采用清热、养阴、化痰、活血、通窍等法，以扶正祛邪。

2. 虚证类

往往见于久瘖患者，歌唱家、教师等职业更为常见，过度发声、睡眠不足和疲劳常使症状加剧，休息后可稍好转。

（1）阴虚。往往在发声过度、睡眠不足、久咳后发生。肺阴不足者常伴咳嗽痰少或无痰，咽干喜饮，口鼻发热感等。肾阴不足者常见失眠，早醒多梦，腰酸耳鸣，舌质红嫩，苔少，脉细数。须投以滋润之品，用养阴开音汤（百合、生地黄、天冬、麦冬、北沙参、茅莨、玉竹、甘草、女贞子、乌梅、人参叶、诃子），虚火上炎者可酌情加入知母、黄柏，有血瘀表现者须加活血祛瘀药如茜草、牡丹皮、川红花。滋阴药物使用时须注意患者的消化吸收功能，大便烂者去生地黄、天冬、麦冬。

保证休息（声带休息和睡眠）是争取良好疗效的必要条件，睡眠欠佳者可加入安神、潜阳、引火下行之品，如熟酸枣仁、夜交藤、牡蛎、怀牛膝等。

另可用开音丸（薄荷叶60克，桔梗60克，甘草60克，诃子肉60克，马勃30克，青黛60克，香附30克，百药煎60克，陈皮30克，木蝴蝶60克，人参叶60克，忍冬叶60克，研为细末，炼蜜为丸，如弹子大）含服，每次一枚，每日2次。以二冬膏（天冬、麦冬）、梨汁、冰糖炖雪耳等常服，于病情亦有帮助。

（2）气虚。此证患者声音嘶哑低沉细微，常伴有气短懒言、久咳不愈、食少纳呆、四肢乏力、大便易溏、脱肛等症状，某些人可有形体羸瘦或过度肥胖，舌质淡胖、有齿印，苔薄白，脉沉弱。治宜补中益气，方用益气开音汤（黄芪、党参、白术、五味子、麦冬、陈皮、法半夏、怀山药、百合、玉竹、枸杞子、诃子），忌用苦寒或咸寒的药物，开音药亦不宜过量，否则耗伤元气，反为不妙。

此外，还有子瘖。由于胞络系于肾，少阴之脉贯肾，系舌本，若胎盛遏阻其脉，不能上通至舌本，则声音细哑。此证比较少见，古书有不药而愈的记载，亦有介绍用生脉散送服六味地黄丸的治法。

事实上，失音的各种类型并不是截然分开和固定不变的，虚实夹杂的情况常常存在，病情因人体内外因素的改变而转变。对于患病时间长，有血瘀表现者同时于方药中随症加入活血化瘀药，往往大有裨益。

针刺治疗失音也有很久的历史和一定的疗效。

三、常用开音药的使用

能够开音的中药不少，根据其性质和用途，大致可归纳为以下几类，临床上可根据病情与其他药物配合使用。

（1）疏风清热类：薄荷、荆芥、蝉蜕、僵蚕、夏枯草、甘草、桔梗、木蝴蝶、胖大海、马勃、咸竹蜂。

（2）润肺滋阴类：凤凰衣、人参叶。

（3）敛肺类：诃子、西青果、乌梅。

（4）祛痰类：石菖蒲。

（5）活血类：槐花、蜡梅花、血余炭、山楂。

第五节　杨志仁诊疗高招

杨志仁的诊疗高招是多方面的，是需要综合运用的，概括起来主要有以下几方面。

第一是行医有博爱之心，这就意味着医生要肯付出，有牺牲精神，不怕麻烦、辛苦，要会替患者着想，没有了这一条是什么也做不好的，做好了会感动患者和家属，取得患者的配合，鼓起他们与疾病斗争的勇气。

第二是要有与患者沟通的良好的语言能力。详尽了解了病因、病状，治疗方法就了然于胸了；良好的沟通除了有助于了解病情，还有利于同时做心理治疗，让患者知道自己的病因、明白怎样做才能让疾病向痊愈的方向转化，让患者有治愈疾病的信心，不少患者信心大增后还未吃药就已经舒服了不少。

第三是同时从中医和西医的角度去观察病情，纯熟运用中医中药理论，辨证用药，有的放矢，理法方药丝丝入扣。

第四是充分发挥非药物疗法的作用，主要是对患者进行生活指导，特别是在指导慢性病患者进行体育治疗方面不遗余力，充分调动和发挥患者身体的自愈能力，促进患者正常生理功能的恢复，做到全方位治疗而达到最佳的治疗效果。

在长期的医疗实践中，我们深深体会到，杨志仁的诊疗高招的核心思想是来源于中医学的"心者，君主之官，神明出焉""心者，生之本，神之变也""……凡此十二官者，不得相失也，故主明则下安，以此养生则寿，殁世不殆，以为天下则大昌。主不明则十二官危，使道闭塞而不通，形乃大伤，以此养生则殃"。不论是用语言开导患者，还是指导患者合理安排生活、锻炼，都是以"心"为中心，重点抓住"精神、意识"这个关键，来解决五脏六腑的问题，特别是慢性病、难治的病更要如此。

杨志仁的诊疗思想是在对现代医学的深刻理解基础上而形成的。他不止一次跟我们说，正常人体内部有自动调节的机制，例如婴儿一出生就会呼吸和啼哭，手的皮肤不小心弄破了一点也会自己修复长好，医生的作用就是帮助患者把失灵了的调节机制恢复正常。人的大脑就像一个指挥部，控制着人体各部位的生理功能，虽然有些疾病看起来是局部的病变，但修复要靠指挥部，中国传统的养生锻炼方式（如气功、太极拳）的锻炼重点是大脑，从这里着手去解决疾病问题，效果事半功倍。社会上一些学识尚浅的患者或医生，不明白其中的真谛，往往陷入"头痛医头，脚痛医脚"和"迷信药物"的误区，这就是单纯药物观点和机械的唯物论。

从哲学的角度看杨志仁的诊疗思想，就会发现他对"物质"和"精神"关系的认识是全面和正确的，这两者是互相联系、密不可分的，并非某些书说的"第一性"和"第二性"那么机械、简单、分裂。医者的精神活动对患者的身心是有影响力的，患者的精神活动对自身也是有调整作用的。

兹将杨志仁常常向患者推荐的一些康复养生方法介绍如下。

一、胸腹按摩法

胸腹按摩法原称揉腹疗法，出自清代《内功图说》一书，它是根据清代潘蔚所刻《卫生要术》改名复刻而成，后人效法，应验如灵。杨志仁对这一方法给予很高评价，并将其按摩步骤的第一步按摩心窝明确强调为按摩胸部，命名为"胸腹按摩法"，经常向慢性病患者推荐，取得良好疗效者不计其数。特将此法简要介绍如下。

做法：凝神净虑，矮枕仰卧，平席正身，齐足屈趾，舌抵上腭，津送丹田（见下图）。

（1）两手中三指交叉按于胸部，顺时针由左顺揉圆转21次（a）。

（2）两手中三指交叉，由胸部顺时针式揉圆转，逐渐下移达耻骨上，共21次（b）。

（3）两手中三指分别自耻骨上起，从两边分别揉圆转，逐渐上移至胸部，两手交接，共21次（c）。

（4）两手中三指交叉，由胸部向下推到耻骨上，共21次（d）。

（5）右手由左顺时针绕摩脐腹部21次（e）。

（6）左手由右逆时针绕摩脐腹部21次（f）。

（7）左手大指在前，其余四指在后，将左腰轻轻上托，用右手中三指自左乳下直推至腹股沟处21次（g）。

（8）右手大指在前，其余四指在后，将右腰轻轻上托，用左手中三指自右乳下直推至腹股沟处21次（h）。

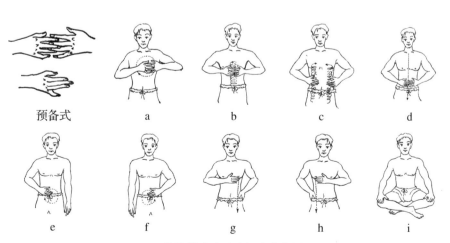

预备式　　　a　　　b　　　c　　　d

e　　　f　　　g　　　h　　　i

胸腹按摩法（由杨方发供图）

上述八式重复7次（次数可视体力和时间而增减），然后起坐，双脚盘膝，以两手大指压在膝关节内侧，四指屈拳分按两膝上，两足十趾稍弯曲，将胸自左转前，由右归后，摇转21次；又自右转前，由左归后，摇转21次（i）。

早晨睡醒，中午、晚上临睡各做一回，早晚两回必不可少。也可以根据各自的需要做一部分。此法男女皆宜，孕妇忌之。

杨志仁认为，胸腹是五脏六腑所在的部位，五脏六腑气血运行正常对于人体健康非常重要，按摩能改善局部的微循环，使这些器官工作正常并修复病变组织。此法可以健体强身，延缓衰老过程，治疗多种慢性疾病，简单易学，功效确切，对于预防感冒，治疗复发性口疮、慢性胃肠病、慢性心肺疾病、慢性妇科疾病等多种疾病效果明显。曾有这样的实例：一个严重的甚至常常要吸氧抢救的心脏病患者经长期胸腹按摩配合中药治疗后康复，症状全部消失，能够起床、下地甚至慢跑；也有因胸腺功能不全而患上重症肌无力的人经胸腹按摩后症状大为改善。国内外关于胸腺的研究认为胸腺是调节机体免疫的中枢性器官。免疫系统的健全状态，不仅有助于机体防御微生物的感染，而且对防老防癌有一定作用；有学者认为适量地补充外源性胸腺激素，可能是抗衰老和治疗某些老年病的重要手段。揉按胸部能改善胸腔的血液循环，增强心、肺、胸腺的功能。杨志仁特别指出，胸部有重要的器官如心、肺、胸腺等，按摩这个部位必不可少。

胸腹按摩法的要诀是：按摩之时要求精神安静、专心一意，两手按摩的力度要适当，心中想象两手掌下的体内有一气球在随手的运动而运行。该法只要持之以恒就能获得良好的效果。

二、放松功

练习气功的方法有许多种，它的要领不外"松""静"二字。先松后静的做法可以避免可能发生的弊病；如果先静后松，可能产生各种不自主的运动现象，如身体摇动、两手挥动等，这是因为身体各部位关节肌肉未放松之故。如用意识让人整体放松，就能避免各种不良运动。

松的意义：松就是不紧张。练习松功的目的是使全身肌肉松弛，解除大脑的紧张状态，改善血液循环，调节机体功能等。许多疾病是由身体某部分过度紧张引起的，如能有意识地令其放松，就能达到治疗的目的。

练松：闭目静默一至三分钟，然后用意念指挥身体各部位放松。首先头部放松，其次将意念转移到上肢，注意两肩两手放松，再转移到躯干，使胸腹放松，然后转移到下肢，使两胯两腿两足放松。自上而下，呼气时默念"松"，使各部位有轻松舒服的感觉。最后注意到背部，使脊骨放松。练松要由上而下，从头到脚，由中枢神经到神经末梢，达到全身放松；练到纯熟一些时，还可以练局部放松。比如病在哪一部位，便注意使该部位放松。

注意：练功要选择适当的时间和环境，避免外界干扰。练功可以采取坐式或卧式。练功时呼吸要自然，照平常一样呼吸，不必故意拉长呼吸。

三、松静气功

松静气功由放松、入静、呼吸三者组成，对人体有自我调整、补虚修复的作用，简单易行且不会发生流弊。

1. 准备

宽衣解带，解大小便，最好饮杯温开水。

2. 姿势

（1）坐式：端正坐好，膝关节成90°，双脚尖向前，双手放在大腿之上，静坐片刻，由头至脚依次放松。头部放松，头宜正直，头部轻轻顶起，下颏回收；两肩放松，沉肩坠肘；腹部放松，内含；腰部放松，腹部内收，腰部后坐；精神放松，颜面表情似笑非笑，恰到好处，做到全身无紧张不适之处。两眼平视前方，凝视之，保持安静，精神无杂念。

（2）仰卧式：仰卧于木板床上，最好上身和枕头垫高些，作斜坡状，两腿并拢伸直，两手放于大腿两旁，两眼似闭似微看双足尖，意守肚脐。

（3）侧卧式：侧卧（右侧卧为宜）于木板床上，枕头高低适度，上身平直，两脚上下重叠，下脚伸直，上脚弯曲，上面的手放在上面的大腿上，眼微闭，似看鼻尖。

3. 做法

（1）两眼看鼻尖，似看非看，似守非守，不离不即，约1分钟。

（2）耳听自己的呼吸，以听不到呼吸声为度，约1分钟。

（3）闭口，舌轻抵上腭，有津液时徐徐咽下。

（4）意念守在肚脐或脐下1寸处，要知而不守，似有意，似无意，不能守得紧，以免造成紧张。

（5）鼻吸鼻呼，腹式呼吸。腹部吸气时微微外凸，呼气时微微内凹，或呼气时微微外凸，吸气时微微内凹，做到吸气绵绵，呼气微微。

（6）练呼吸时意守呼吸，练一会停一会，不练呼吸时意守肚脐，把意守丹田和腹式呼吸结合起来，达到思想安静的状态，其模式如下：练腹式呼吸——自然呼吸（忘息）——入静（忘我）。共练30分钟至1小时。

（7）收功：以肚脐为中心，用手抚摩肚脐左转24圈，右转36圈，最后停于肚脐处再收功。

4. 练习要点

（1）入静是指思想完全松静下来，大脑皮层处于抑制状态，但仍然清醒，外界轻微响声仍然能听到，但在大脑中不起任何反应。要经较长时间锻炼才能做到完全入静。

（2）练呼吸要一会儿腹式呼吸，一会儿自然呼吸。

（3）要节制性生活，遗精者要治好遗精。

四、意气功

意气功创于何时已无从考证，其作用在于使高级神经中枢的兴奋性降低，即增强大脑皮层的抑制功能，从而使人体的生理功能得到调整，达到治病强身的目的。杨志仁据《浙江中医杂志》1958年第5期《意气功》一文整理了此功的练习方法，并向许多患者介绍，作为药物治疗之外的又一治疗手段，与其他治法综合运用，效果卓著。

1. 动作练习

练习者应于每日晨起时，暂不梳洗，先以淡盐水漱口，除去口中浊气，然后端坐矮椅上，不必矜持作态，应取自然姿势，上身、大腿、小腿三者皆宜平直，两足趾部稍向内，两手交叉，以抵气海，闭目凝神，合口以鼻呼吸3次，舌尖微抵上腭，一志凝神，力抑杂念，凭空设一意念，使周身之气团聚于心上，结成一球，复想此球按以下顺序运行。

（1）以心为起点。

（2）上行至咽喉。

（3）行至上腭（唇内齿上龈中缝为龈交穴）。

（4）行至人中（人中为水沟穴）。

（5）行至鼻准（鼻柱上端为素髎穴）。

（6）行至天庭（鼻上入前发际5分为神庭穴）。

（7）行至脑顶（脑顶中前发际后5寸为百会穴）。

（8）转行至脑后（项上入后发际1寸为风府穴）。

（9）徐徐行至项下脊椎骨（第七颈椎与第一胸椎棘突之间为大椎穴）。

（10）行至腰俞（后正中线上，适对骶管裂孔处为腰俞穴）。

（11）下行至尾闾（脊柱骶骨端为长强穴）。

（12）前行至肾根（前后阴之间为会阴穴，行至此穴，先左后右）。

（13）左行至左大腿外侧（左大腿髌骨上缘上6寸，在髂前上棘与髌骨外上缘连线处为伏兔穴）。

（14）下至左小腿外侧（左外膝眼下3寸为足三里穴）。

（15）行至左足背（足背动脉搏动处为冲阳穴）。

（16）行至左足大趾（趾端为大敦穴）。

（17）行至左足二趾（趾端为厉兑穴）。

（18）行至左足三趾。

（19）行至左足四趾（趾端为窍阴穴）。

（20）行至左足五趾（趾端为至阴穴）。

（21）折至左足心（足心为涌泉穴）。

（22）上行至左小腿里侧（内踝上3寸为三阴交穴）。

（23）行至左大腿里侧（长收肌与缝匠肌交角的动脉搏动处为箕门穴）。

（24）上行至少腹部（脐下3寸为关元穴）。

（25）右行至右大腿外侧（右大腿髌骨上缘上6寸，在髂前上棘与髌骨外上缘连线处为伏兔穴）。

（26）下行至右小腿外侧（右外膝眼下3寸为足三里穴）。

（27）行至右足背（足背动脉搏动处为冲阳穴）。

（28）行至右足大趾（趾端为大敦穴）。

（29）行至右足二趾（趾端为厉兑穴）。

（30）行至右足三趾。

（31）行至右足四趾（趾端为窍阴穴）。

（32）行至右足五趾（趾端为至阴穴）。

（33）折至右足心（足心为涌泉穴）。

（34）上行至右小腿里侧（内踝上3寸为三阴交穴）。

（35）行至右大腿里侧（长收肌与缝匠肌交角的动脉搏动处为箕门穴）。

（36）上行至少腹部（脐下1.5寸为气海穴）。

（37）行至左乳（当乳正中为乳中穴）。

（38）左行至左肩膊外侧（肩端上两骨间为肩髃穴）。

（39）下行至左手肘外侧（肘外侧横纹尽头处为曲池穴）。

（40）行至左手背（中渚穴）。

（41）行至左手大指（少商穴）。

（42）行至左手二指（商阳穴）。

（43）行至左手三指（中冲穴）。

（44）行至左手四指（关冲穴）。

（45）行至左手五指（少泽穴）。

（46）行至左手心（劳宫穴）。

（47）上行至左手腕里侧（列缺穴）。

（48）行至左肩膀里侧（云门穴）。

（49）行至腹部（脐上5寸为上脘穴）。

（50）行至右乳（当乳正中为乳中穴）。

（51）右行至右肩膀外侧（肩端上两骨间为肩髃穴）。

（52）行至右手肘外侧（肘外侧横纹尽头处为曲池穴）。

（53）行至右手背（中渚穴）。

（54）行至右手大指（少商穴）。

（55）行至右手二指（商阳穴）。

（56）行至右手三指（中冲穴）。

（57）行至右手四指（关冲穴）。

（58）行至右手五指（少泽穴）。

（59）行至右手心（劳宫穴）。

（60）上行至右手腕里侧（列缺穴）。

（61）行至右肩膀里侧（云门穴）。

（62）行至颈前（喉结上方，当舌骨下缘凹陷中为廉泉穴）。

（63）行至下唇下方（颏唇沟正中为承浆穴）。

（64）行至舌心（舌中心有缝，中点为聚泉穴）顺咽喉回至心窝。

此时口中津液已满，暂勿咽下。将舌放平，叩齿36响，津液因叩成珠，一气咽下。再合口以鼻呼吸3次。稍定，起立，双手下垂向前徐行7步，往来7次。功毕，约以10分钟为标准。

2. 意气功的优点

（1）坐的姿势和日常正坐一样，不必盘膝，舒适而不费力。

（2）每日晨间锻炼一次，每次只用10分钟，费时少收益大，若每晚增加锻炼一次功效更显。

（3）该功除强身外，还可以治疗胃及十二指肠溃疡、神经衰弱、癫痫、失眠、高血压、肺病、吐血等慢性病。

（4）锻炼到相当程度时，可以利用气功的冲力和热力，运于手掌上，为他人按摩治病。

3. 练意气功的必要条件

（1）有决心，决不畏难，不灰心，不中断。

（2）有恒心，永不间断，不松懈，不跃进。

（3）有信心，相信意气功确能治病强身，相信自己有勇气有毅力。

（4）练功时要精神轻松愉快，心中无烦恼苦闷，全心全意练习。

（5）练功初期百日内要避免性生活，以后也要有节制。

4. 练意气功的要诀

练功要选择适当的时间和地点，要能够保持安静和不受外界干扰，以利于安心练习；练习时要专心，要心平气和，不要急躁，以自己的意识（精神）引领身体内的元气运行全身，气行则血行，气血畅行无阻则可达到健身治病的效果。

练功之初，练习者经常会出现精神分散、意念不能集中的现象，这是训练未达纯熟而出现的必然现象，这就像一年级的小学生开始学写"一"字，手老是不听话，"一"横很难写得直一样，这时千万不要灰心，也不必焦急和紧张，如果发现"走神"了，把意念收回来继续做下去就行了。只要耐心坚持下去就会渐渐心平气静，顺利完成练习，在长期的训练中身体就会慢慢康复。

第六节　中药防治衰老的探讨

一、衰老概说

人到了四五十岁，就会或迟或早出现一些现象，如须发斑白、皮肤枯燥、耳聋眼蒙、腰膝无力、记忆力差、感觉迟钝、举动迟滞、走路缓慢、消化不良等，身体对外界的适应能力和工作能力逐步下降（甚至出现某些老年常见病，如动脉硬化、高血压、肺气肿等），这就是衰老。尽管衰老不可避免，但是人们都希望衰老迟一些到来，希望能健康地生活和工作长一些时间。

衰老是生命运动自然衰退的倾向，它是由新陈代谢的减慢引起的。新陈代谢是宇宙间普遍的不可抵抗的客观规律，它是生命的基本条件。唯物辩证法认为，任何事物都有其发生与消亡的过程，发生与消亡的变化是在一定的条件下进行的，并依条件的不同而有所差异。衰老是生命过程中的一个必然阶段，但衰老状态的出现有迟有早，其进程有快有慢，有的人四五十

夫病已成而后药之
乱已成而后治之譬
猶渴而穿井鬭而鑄
錐不亦晚乎
　錄內經治未病語
楊志仁書 一九八五年九月
時年七十有六

杨志仁抄录的《黄帝内经》名句

岁就已老态龙钟，有的人八九十岁仍精神健旺，正如《黄帝内经》所说有"春秋皆度百岁，而动作不衰者"与"年半百而动作皆衰者"之别。有研究认为，人类的寿命可能有150岁左右，事实上能活到100岁以上的人也不是很多。一些医学家经过调查统计后得到这样一个结论：被人们认为是衰老必有的疾患如动脉硬化等，应该属于病理现象，年老并非一定会伴随这些疾病，反而可能是这些疾病造成了早衰的到来并缩短了人类正常的寿命。今天我们多数人所谓的衰老，可以说是一种早衰现象，即一种病态，研究衰老发生的变化和条件，以及预防衰老（以下简称防老），是一件非常必要和完全可能的事情。

祖国医学对衰老发生的原因、防老的途径及一些老年疾病的预防方法是有所研究的，养生的思想在我国萌芽很早，历代文献记载有不少养生的理论、保健延寿的方法和药物。除了那些为帝王将相长生不死而炼丹的荒唐记述外，有不少是劳动人民与衰老做斗争的经验总结。正如曾任卫生部副部长的傅连暲同志所说："在中医文献里，益寿延年的方剂是极其丰富的，其中固然不免有糟粕，但也有不少是有补益而无毒性的。所以必然有很多精华可以发掘，还有待于整理研究。"努力地发掘祖国医学在这一方面的宝贵遗产，用现代科学知识去整理、总结、验证发扬，对于防老和预防一些目前难以解决的老年多发性疾病（如心血管疾病、肿瘤等）有着重大的现实意义。

二、中医学对衰老的认识

祖国医学用朴素的辩证的观点看待人体的生长、发育、衰老和死亡，提出"生之本，本于阴阳""阴阳者，天地之道也，万物之纲纪，变化之父母，生杀之本始，神明之府也""阴平阳秘，精神乃治，阴阳离决，精气乃绝"等论点。用今天的语言说，生命的根本是阴阳，生物的生、长、化、收、藏都是根据阴阳消长的规律来进行的。人体必须保持阴气和平、阳气密固，身体才能强壮，精神才能充实；若阴阳失调，人就失去了生化的气机，精气也就会逐步衰败。

祖国医学十分注意肾与人体生长发育衰老的关系，《素问·上古天真论》说："女子七岁，肾气盛，齿更发长；二七而天癸至，任脉通，太冲脉盛，月事以时下，故有子；三七，肾气平均，故真牙生而长极；四七，筋骨坚，发长极，身体盛壮；五七，阳明脉衰，面始焦，发始堕；六七，三阳脉衰于上，面皆焦，发始白；七七，任脉虚，太冲脉衰少，天癸竭，地道不通，故形坏而无子也。丈夫八岁，肾气实，发长齿更；二八，肾气盛，天癸至，精气泻溢，阴阳和，故能有子；三八，肾气平均，筋骨劲强，故真牙生而长极；四八，筋骨隆盛，肌肉满壮；五八，肾气虚，发堕齿槁；六八，阳气衰竭于上，面焦，发鬓斑白；七八，肝气衰，筋不能动；八八天癸竭，精少，肾脏衰，形体皆极，则齿发去。"这段话描述了人体生长发育的大致过程，并指出这个过程与肾气盛衰有关系。《中藏经》说："肾者，精神之舍，性命之根……肾气绝则不尽其天命而死也。"更进一步强调了肾的重要性，指出早衰、死亡乃肾气绝之故。

祖国医学亦十分重视阴精与衰老的关系。阴精乃阳气之根本，来源于先天之精并依赖于后天饮食的不断供给补充，其在人的生命过程中不断被消耗，是维持人的生命和生长发育的基本物质。张景岳言："此一阴字，正阳气之根也。"《灵枢·本神》云："五脏主藏精者也，不可伤，伤则失守而阴虚，阴虚则无气，无气则死矣。"《素问·阴阳应象大论》云："年四十而阴气自半也，起居衰矣。"《素问·五常政大论》又说："阴精所奉，其人寿。"可见人到了大约四十岁，阴精就会由高度发展而渐趋衰落，阴精的亏损影响着人的衰老和寿命。历代许多医家都十分重视阴精，如朱丹溪认为"阳常有余，阴常不足""人身之虚皆阴虚"。他们都认为阴精亏损是很容易发生的，是普遍存在的。

肾为阴脏，主藏精，五脏六腑的阴精皆由肾阴供给，五脏六腑的阳气皆由肾阳温养，五脏虽各有阴精，但又统归于肾，各脏腑阴精亏损可导致肾精亏损，正如张山雷在《脏腑药式补正》谈到肾的时候所说："肾气一亏，全体胥受其病。"因此可认为肾是人体各脏器的调节中心，肾精亏损是人体衰老的中心环节，补充肾精有助于调补各脏腑阴精的不足。

祖国医学认为引起肾精亏损的原因是：自然消耗、先天不足、后天失调、情志内伤、劳倦过度、性欲不节、饮食失宜、邪毒刺激、病后失养等，这包括了先天的、后天的、精神的、物质的、外来的、内在的、可避免的、难以避免的因素，归纳起来肾精亏损的原因不外是来源不足和消耗过度。

三、防老要注意的几个问题

既然衰老的中心环节是肾精亏损，而肾精亏损的原因是来源不足或消耗过度，那么要防老，就要注意引起肾精亏损的原因，使肾精来源充足，避免不必要的过度消耗。如果出现肾精亏损，则要采取适当的措施，以改善这一中心环节。

防老需要多方面的措施，如建立革命的人生观，适当注意饮食、睡眠、工作、休息等，这些在许多有关保健的书籍里已有介绍，这里不做详述。

需要着重提出的防老措施是：节制性欲，适当进行体育锻炼，合理使用药物。

关于性欲不节而致病、节制性欲以养生的观点，在前人的著作中多有提到，可见这是经过反复实践而得出的经验总结，性欲不节与肾精亏损关系极大，节制性欲能避免肾精的过度消耗，这是防老所必须注意的一个问题，可惜在一些保健卫生书籍中它往往会被忽略。

适当的体育锻炼十分重要，前人有云："过静则伤阳，过动则伤阴。"太极拳、气功、八段锦、易筋经、太极尺、保健操、保健按摩等一类方法，特别适用于上了年纪和患有某些慢性病的人，这些方法保健却病的作用特别显著。大多数的长寿者都是长期坚持体育锻炼的人。

对老年人来说，肾精的亏损是必然的趋势，防老就是要使这个进程减慢，并且使阴阳维持在平衡状态，不致出现严重的失调而使人生病。因此借助于药物补充人体肾精的亏损和调整失调的阴阳是必要的，这也是经过前人的实践证明行之有效的方法。

四、防老药物的应用

1. 辨证

老年人的肾精亏损多是由于生命过程中长期缓慢的自然消耗而产生的，与疾病或其他原因引起的肾精亏损不尽相同；即使同是老年人，由于先天禀赋、生活条件和体质情况的不同，其肾精亏损亦有不同的特点和表现。

多数老年人肾精亏损的表现是容易疲劳、筋骨酸痛、腰膝软弱、记忆力减退、皮肤枯燥、头晕、耳鸣、头发枯脱、牙齿松动等。

在一些肾精亏损偏于阴虚的老年人，可兼见有五心烦热、失眠、口干、喜冷饮，以及大便数日一次、粪质干结，食辛热之物容易咽痛和生口疮，舌质红、苔少、脉细数。

在一些肾精亏损偏于阳虚的老年人，可兼见畏寒肢冷、面色白、口淡、喜热饮、小便频多清长、大便易溏、不耐受生冷寒凉的食物、舌质淡、脉沉迟。

还有一些老年人兼有比较明显的消化功能减退情况，出现食少纳呆、肠鸣、腹胀、便溏、四肢无力、舌体淡胖、舌边有齿印等证候，即脾肾两虚。

以上这些证候可以出现于一般虚弱的老年人，在一些患有老年常见病（如高血压、动脉硬化、老年慢性支气管炎、肺气肿等）的老年人身上也常存在。

对于肾精亏损，除了主要根据四诊所得的材料进行辨证外，临床上还可以参考一些生化检验的结果帮助诊断。

按照一些文献的报道，中老年人的淋巴细胞转化率显著低于青壮年人，血脂水平显著高于青壮年人，可以把这些情况看作肾精亏损的具体表现之一，并可把这些测定的数值作为辨别人体是否存在肾精亏损的参考标准。

根据《肾的研究》一书，肾阳虚的患者尿17-羟皮质类固醇明显低下，红细胞糖分解代谢减弱；肾阴虚患者，红细胞糖分解代谢增强。调整肾阴肾阳的中药，均可使上述两项指标恢复正常，所以这两项指标亦可以作为辨别肾阴虚和肾阳虚的参考标准。

2. 施治

根据"治病必求于本""生之本、本于阴阳""肾为先天之本、脾为后天之本"的观点，填补肾精亏损应从补肾着手，并应注意健脾。

沈萍如在《鲙残篇》中提出了"养生当以养阴为首务"的论点。徐灵胎在《慎疾刍言·老人》中谈到："阴盛者十之一二，阳盛者十之八九……若无病而调养，则当审其阴阳之偏胜，而损益使平，盖千年之木，往往自焚，阴尽火炎，万物尽然也，故治老人者，断勿用辛热之药。"徐春甫在《古今医统》中说："俗云：老人多是虚冷而无热，此世之误也。凡老人之气衰多病，头目昏眩，耳鸣或聋，上气喘咳，涎唾稠黏，口苦舌干，筋痿脉促，二便秘结，此皆阴虚阳实之证。故经云：人年四十而阴气自半，惟是孤阳独盛，见证皆火，又以热药与之，是以益火也。大寒之药，故不可服，而惟温平调理，计出万全。"这些观点是值得重视的。

针对老年人体质的基本情况，分析历代防老方剂的组成，吸取前人经验之精华，结合现代对中药药理的研究，并考虑到目前中药的供应情况，我们拟定了扶正治本丸，供老年人调养之用。

扶正治本丸的适用人群：年龄在50岁以上、开始有老年常见证候或衰老先兆出现的人，患有某些老年性疾病、医生认为其病证与方药相宜者。如有感受外邪、痰饮宿食等情况则暂不宜服用。

扶正治本丸是补虚调理的方剂，故没有选用大寒大热之品。如患者阴虚并见较重的火旺症状或阳虚并见较重的阴寒症状，则应由医生根据具体情况用药。

五、扶正治本丸的组成、制法、服法和特点

1. 组成和制法

制首乌200克，枸杞子150克，菟丝子150克，覆盆子50克，五味子25克，熟地黄50克，党参100克，怀山药50克，桑寄生150克，续断50克，杜仲50克，山茱萸25克，灵芝100克，冬虫夏草100克。

假如因药物供应关系，一些药物可能缺少，可以调整为下方：

制首乌250克，枸杞子150克，菟丝子150克，覆盆子50克，五味子50克，熟地黄50克，党参150克，怀山药100克，桑寄生200克，续断100克。

如经医生诊治兼有阳虚症状者可加入胡桃肉100克，补骨脂50克；

如经医生诊治兼有阴虚症状者可加入麦冬50克，女贞子50克；

如经医生诊治兼有脾虚症状者可加入制白术50克，益智仁50克，扁豆衣50克。

所用药物共研细末，炼蜜为小丸，每服15克，每日服2次，温开水送下。

2. 处方特点

（1）药性和平、无毒，用于临床无副作用，不碍消化，可以视身体情况间歇或长期服用。

（2）其中部分药物为植物的种子，含有丰富的养分，可以增加人体的营养。

（3）此丸由多种药物组成，具有全面调整人体多种功能的作用。

（4）组成该丸的药物可以治疗多种虚证，经长期临床实践证明确有扶助正气、调整阴阳、却病延年的功效。

（5）此丸除有防老作用外，还可以用于防癌。

六、防老原理的探讨

人体的衰老过程是在长时间内逐渐发生的，这个过程因每个人的遗传、生活条件、精神因素和健康状况等的不同而各有差异。衰老时人体新陈代谢减慢，循环系统、呼吸系统、运动系统、免疫系统及其他系统的功能都削弱和降低，其中神经–内分泌系统在衰老过程中起着主导的作用。

自古以来，补肾的中药都被用于治疗健忘、失眠、头晕、耳鸣、耳聋、须发早白、自汗盗汗、月经不调、不孕、胎动不安、遗精阳痿、消渴、喘咳等疾患，这些疾病往往与神经–内分泌系统失调有关，由此可知，肾虚的含义与神经-内分泌系统失调有关，肾虚的发病机制中，神经-内分泌系统调节机能的失常是一个重要环节，补肾的中药具有调节神经-内分泌系统，恢复其功能平衡的作用。例如用补肾药治疗冠心病、无排卵性功能性子宫出血、支气管哮喘和糖尿病等都取得了较好的疗效。一些实验研究还表明，某些补肾阳药物有类似激素样作用，它们作用于垂体-肾上腺皮质系统，使其失调的功能趋复正常。对实验性阳虚动物的观察发现，补阳药物的效力似非单纯是替代肾上腺皮质激素的作用，其阻止耗竭的作用似乎牵涉到物质代谢、能量代谢、能量供储和神经体液调节等多种生理功能。

据研究，在某些免疫反应中，补肾阳药物有使抗体提前形成的作用，养肾阴药物可使抗体存在时间延长。对慢性气管炎患者补肾前后进行血清免疫球蛋白A和免疫球蛋白G的测定，可发现补肾药加强了免疫防御功能。免疫功能的提高，必然增强人体抵抗力，减少人体疾病，增进人的健康与寿命。

现代医药学的知识增强了我们用扶正治本丸去防老的信心。虽然目前对于中医生理和中药药理的研究还很不深入，还未能够明确详尽地知道其中的全部科学原理，但是上述的材料已经为用扶正治本丸防老提供了初步的科学根据，表明这是一个很有价值的研究题目。

七、扶正治本丸药效说明

兹根据古今著名中药文献的记载，将扶正治本丸所用药物的性质和有关功效摘录如下，以说明其具有预防衰老和治疗动脉硬化、高血压、冠心病、糖尿病等多种慢性疾病的作用。

（1）制首乌：苦、甘、涩，微温，补肝肾，益精血，主治须发早白、腰膝疼痛、遗精、崩漏。宋代《开宝本草》曰："止心痛，益血气，黑髭鬓，悦颜色，久服长筋骨，益精髓。延年不老，亦治妇人产后及带下诸疾。"宋代《大明日华诸家本草》载："久服令人有子。"元代《汤液本草》载："泻肝风。"明代《本草经疏》曰："为益血祛风之药。肝主血，肾藏精，益二经则精血盛。心血虚则内热。热则心摇，摇而作痛，益血则热解而痛除。"（杨志仁按：这一段说明了首乌能止心痛的药理，对冠心病可能有治本的作用）。明代《本草纲目》载："为滋补良药，不寒不燥，功在地黄、天门冬之上。"李时珍云："嘉靖初邵应节。以七宝美髯丹上进，世宗服饵有效。连生皇嗣，于是何首乌之方天下大行。"清代《本草求真》载："首乌为调补后天营血之需，以为常服，长养精神，却病调元之饵，补血之中，尚有化阳之力。"近代名医张山雷云："王好古谓首乌泻肝风，仍是阴不涵阳，水不养木，乃致肝水生风，此能补阴。则是治风先治血，血行风自灭。亦其所宜。但此是滋补以息风，必不可误以为泻肝。"（杨志仁按：这一段说明首乌滋补能息风，可能对高血压、动脉硬化等有治本的作用）。《怪病奇治》载："首乌能补脑，又能治男子发育不全。"

现代药理研究认为，何首乌所含的卵磷脂是构成神经组织、血细胞及细胞膜的主要材料，有降低血清胆固醇和抗动脉硬化的作用，还有兴奋神经系统和类似肾上腺皮质激素样的作用，主治动脉硬化、高血压、冠心病、神经衰弱等疾病，长期服用可收到降压与降胆固醇的效果。

（2）枸杞子：甘，平，滋补肝肾，益精明目，主治腰膝酸软、目昏多泪、消渴、遗精、虚劳咳嗽等。《本草便读》云其"养肝补肾益真阴……其性平和，不寒不热"，《食疗本草》指出它能"坚筋骨、耐老"，《医学衷中参西录》认为枸杞子"为滋补肝肾最良之药。故其性善明目，退虚热，壮筋骨，除腰疼，久久服之，延年益寿，此皆滋补肝肾之功也。或疑其能助阳，性或偏于温热，而余谓其性决不热，且确有退热之功效，此从细心体验而得，原非凭空拟议也。枸杞能补益元阴，性未必凉而确有退热功效"。

现代药理认为枸杞子含维生素A、维生素B_1、维生素B_2、维生素C以及钙、磷、铁等元素，有降血糖作用，能抑制脂肪在肝细胞内的沉积，促进肝细胞再生。

（3）菟丝子：辛、甘，平，补肝肾，益精髓，主治腰膝酸痛、遗精、目眩目暗、小便频数淋漓、胎动不安、月经不调。《药品化义》云："禀气和中，性味甘平，补益而不峻，滋阴而固阳……疗脾虚久泻，饮食不化，四肢困倦。"《本草正义》认为："菟丝子多脂微辛则阴中有阳，守而能走，与其他滋阴诸药之偏于腻滞者绝异。"《食鉴本草》云："补卫气、助筋脉……益体添精，悦颜色，增饮食，久服益气力，黑髭发。"《本草求真》认为菟丝子"为补肝脾肾要药"。

现代药理认为菟丝子含菟丝子苷、淀粉酶、维生素A类物质。

（4）覆盆子：甘、酸，温，补肝肾，缩小便，主治阳痿、多尿、遗尿等。《名医别录》云其"益气轻身、令发不白"，《药性本草》云其功效为"男子肾精虚竭，阴痿能令坚长。女子食之有子"，《本草求真》云其"服之阴痿能强，肌肤能泽，脏腑能和，须发不白，女子服之多孕。既有补益之功，复多收敛之义"。张山雷曰："覆盆子为滋养真阴之药，味带微酸，能收敛耗散之阴气而生精液，专入肾阴，能坚肾气。此专养阴，非以助阳。"《中药学简编》云："本品味甘微酸，酸能收敛而坚肾阴。强肾无燥热之偏，固精无凝涩之害，纯为滋养真阴之药。与补肾阳温药，各有专主，不可不分。"

现代药理认为覆盆子含维生素A类物质、维生素C等。

（5）五味子：酸，温，敛肺滋肾，主治喘咳、久泻、滑精、自汗盗汗、消渴、失眠、健忘等。《神农本草经》云其"补不足、强阴、益男子精"，《本草经疏》云"五味子专补肾兼补五脏，肾藏精，精盛则阴强。收摄则真气归元，而丹田暖，腐熟水谷，蒸糟粕而化精微，则精自生，精生则阴长"。《中国药学大辞典》云其"复脉通心""令人有子"，可以"入八味丸代附子"。

现代药理认为五味子含维生素A类物质、维生素C等，可增加心脏血管系统的张力和心脏收缩力，有降压作用，对中枢神经系统和呼吸中枢有显著的兴奋作用。

（6）熟地黄：甘，微温，滋阴补血，主治腰酸脚弱、遗精、崩漏、耳聋、目昏、须发早白、月经不调、气短喘促、心悸、消渴等。徐灵胎云："地黄入人身则专于补血，血充足则邪气散。血流动则凝滞消，故能除积聚。"叶天士云："血和则结者可散，阴润则闭者通。"张锡纯云："各脏腑阴分虚损者，熟地黄皆能补之。"

现代药理认为熟地黄有强心、利尿、降低血糖的作用，与肾上腺皮质激素有相似之处，常用于治疗阴虚型慢性肾炎、高血压、糖尿病、神经衰弱等。

（7）党参：甘，平，补中益气，主治脾胃虚弱、肺气不足、体倦无力、食少、口渴等。《本草正义》云："力能补脾养胃、润肺生津、健运中气，本与人参不甚相远，尤其可贵者，则健脾运而不燥，滋胃阴而不湿，润肺而不犯寒凉，养血而不偏滋腻，鼓舞清阳，振动中气，而无刚燥之弊。"《医学衷中参西录》言："人参种类不一，古所用之人参，方书皆谓出于上党，即今党参是也。考《本经》载，人参味甘，未尝言苦，今辽人参则甘而微苦，古之人参其为今之党参无疑也。"此说可供参考。

现代药理认为党参能使血红蛋白增加、血液浓度增高，有增加红细胞的作用，能通过扩张周围血管和抑制肾上腺素的作用而降血压，促进网状内皮系统的吞噬功能，且有明显增强肌肉张力和抗疲劳的作用。

（8）怀山药：甘，平，补脾胃，益肺肾，主治脾胃虚弱、少食体倦、泄泻、消渴、咳喘、遗精、小便频数、健忘等。此为补气药中最平缓之品，用量宜大。张锡纯云"可以常用多服"，极称赞其功效，订方为一味薯蓣饮，用其治不少重症均收效。

现代药理认为怀山药含营养成分、黏液质和淀粉酶等，治疗糖尿病有效。

（9）桑寄生：苦，平，强筋骨，益血安胎，主治腰背酸痛、胎动不安，《神农本草经》云其"充肌肤，坚发齿，长须眉"，《大明日华诸家本草》云其"助筋骨、益血脉"。

现代药理认为桑寄生有降低血清胆固醇和降低血压的效果，可扩张冠状动脉，减慢心率。

（10）续断：苦、辛，微温，补肝肾，壮筋骨，止血安胎，活血，主治腰膝酸痛、崩漏、胎漏、胎动不安、遗精、尿多等。《大明日华诸家本草》曰："续断补气，补五劳七伤，破结瘀血，消肿毒，肠风痔瘘，乳痈瘰疬，妇人产前产后一切病，胎漏，子宫冷，面黄虚肿，缩小便，止泄精尿血。"《本草求真》云："温肾补肝以散筋骨气血凝滞，久服能气力倍增。筋断复续，故曰续断，实疏通气血筋骨第一药也。"《本草正义》指出："（续断）兼入气血，能宣行百脉通利关节，凡经络筋骨血脉诸弱，无不主之，而通痹起痿，尤有特长……其效甚宏，其用颇广，加以功呈颇捷而性又柔和，无燥烈刚暴之弊。"

现代药理认为续断含维生素E，能使细胞变老的过程减慢，促进组织再生，并有催乳作用。

（11）杜仲：甘、微辛，温，补肝肾，壮筋骨，安胎，主治腰膝酸痛、小便频数余沥，妊娠漏血，滑胎，脚中酸痛、不欲践地，久服可轻身耐老，《汤液本草》言："润肝燥，补肝经风虚。"《世补斋医书》："杜仲甘平而苦味厚，功专肝肾，温不助火，以其阳中有阴，故非偏于阳也。"

现代药理认为杜仲有降血压作用，治疗高血压有效，并能减少胆固醇的吸收。

（12）山茱萸：酸、涩，微温，补肝肾，涩精气，主治腰膝酸痛、耳鸣耳聋、遗精、阳痿、小便频数。《名医别录》云："强阴益精，安五脏，通九窍，止小便利。"

现代药理研究认为本品有利尿和降血压作用，常用以治疗高血压。本品含维生素A类物质。

（13）灵芝：苦，平、微温，滋补强壮，扶正培本，坚筋骨，利关节，安精神，增智慧，好颜色，通九窍，主治高血压、低血压、神经衰弱、慢性气管炎、耳聋等。

灵芝对中枢神经系统有镇静作用，能强心、增加冠状动脉的血流量，促进网状内皮系统的吞噬功能，对人体神经、呼吸、心血管、消化、排泄等系统均有作用。

（14）冬虫夏草：甘，温，保肺益肾，秘精益气，主治阳痿遗精、腰膝酸痛、病后虚损不复等。《本草纲目拾遗》言其"能治诸虚百损"。

现代药理认为冬虫夏草对小白鼠有镇静和催眠作用，能扩张动物离体支气管。

（15）胡桃仁：甘，温，补肺肾，强腰膝，定喘，润肠涩精，主治虚寒喘咳、腰痛脚弱、大便燥结、阳痿、遗精等。《开宝本草》言其"令人肥健、润肌、黑须发"，《食疗本草》云其"通润血脉"。

胡桃仁含脂肪油40%，主要为亚油酸，还含有蛋白质和多种维生素，有较高的营养价值。

（16）补骨脂：辛、苦，温，补肾壮阳，主治小便频数、遗尿、腰膝冷痛、阳痿等，乃治脾肾阳虚之要药。《脏腑药式补正》云："补骨和煦，是肾家温养元气之药，又不燥烈，所以堪为久服之品。"

补骨脂含补骨脂乙素，有扩张冠状血管及强心作用，对实验性肉瘤有抑制作用。

（17）麦冬：甘、微苦，微寒，润肺清心，主治虚劳烦热、津少口渴、心悸易惊、虚脱汗出等。《本草拾遗》云："去心热、止烦热。"

现代药理认为麦冬有利尿、强心和强壮作用。

（18）女贞子：甘、苦，平，补肝肾，强腰膝，乌须明目，主治腰膝酸软、耳聋目昏、须发早白、牙齿松动、心悸失眠等。《食疗本草》云："安五脏、补中气、除百病、养精神，多服补血祛风，久服返老还童。"《世补斋医书》云："凡阴虚而有热者宜之。"

现代药理认为女贞子有强心、缓下、滋养等作用，其水浸液能抑制动物某些实验性肿瘤的生长，还可用于治疗早期老年性白内障。

（19）制白术：甘、苦，温，补脾燥湿和中，主治脾虚劳倦、食少泄泻等。

白术含挥发油，其中主要为苍术醇、白术酮、维生素A类物质等，药理作用为健胃、利尿、镇静、止汗、降血糖等。白术挥发油对动物肿瘤的生长有抑制作用。

（20）益智仁：辛，温，补肾固精，缩小便，摄唾涎，主治小便频数、遗精、崩中、胎漏等。叶天士认为其有"益气安神、补不足、利三焦、调诸气"等作用。

现代药理认为益智仁有健胃、减少唾液分泌和抗利尿的作用。

（21）扁豆衣：甘，微温，和中化湿，补脾止泻，可以用于脾虚泄泻、便溏等，无壅滞之弊。

（此文写成于1978年2月）

第七节　关于中老年人预防癌症的设想

一、概说

癌是对人类健康威胁最大的疾病之一，在世界上它的死亡率仅次于心血管系统疾病而居第二位。癌的治疗效果目前还不理想，经过治疗的患者即使能够保存生命，其身体健康和工作能力也多已大受损害，因此，预防癌的发生，把癌消灭于未发之时，是我们的理想。

癌和其他事物一样，有着发生发展的过程，有渐变和突变两种运动形式，其变化是在一定条件下进行的。癌从本质上说，是细胞的异变，癌细胞是由正常细胞演化而来的，在癌能够被我们察觉之前，细胞的恶性增殖早已存在一段时间了。癌细胞的演化需要有一定的条件，如果能够发现演化的条件，改变演化的条件，使癌细胞的演化中止或不发生，那么就有可能预防癌症的发生。

许多事实证明人体内有抵抗肿瘤的天然防御机制。正常人体内的细胞每天都在发生异变，只不过这些异变的细胞会及时地被人体所清除或控制而不致发生癌症，在尸体检查中发现，有甲状腺癌和前列腺癌的人的比例比这两种癌症的发病率要高得多，这说明人体内虽有癌细胞的存在，但不一定发病。科学实验还证明了人体内每个细胞膜中都存在着环磷酸腺苷（cAMP），它能使癌细胞变为正常细胞。大约有十万分之一的癌症患者可以自然痊愈的事实，更说明了人体有消灭癌细胞的能力，所以说，癌是能够预防的。

为了预防癌的发生，我们应当去了解发生癌的有关原因（即细胞癌变的条件）。目前我们能够知道的产生癌的因素有外因和内因两方面。外因指来自周围环境的致癌因素，包括物理、化学、生物和其他致病因素；内因指机体的内在因素，如精神因素、内分泌因素、年龄因素等。我们注意到许多种癌症的发生与人体的内在因素特别是年龄因素有密切关系，四十岁以上的人，癌的发病率显著升高，以下从祖国医学的角度去探讨癌的发生与衰老的关系，并提出预防的设想。

二、癌的发生与衰老的关系

前人早已注意到癌的发生与内因的关系。

《素问·评热病论》曰："邪之所凑，其气必虚。"

《外证医案汇编》曰："正气虚则为癌。"

《诸病源候论》曰："暴症者，由脏腑虚弱，食生冷之物，脏腑既弱，不能消之，结聚成块，卒然而起，其生无渐，名曰暴症也，本由脏弱，其症暴生，至于成病，死人则速。"

《医宗必读·积聚》曰："积之成者，正气不足，然后邪气踞之。"

《景岳全书》论噎膈："少年少见此证，而惟中衰耗伤者多有之。"

《医贯》指出："（噎膈）惟男子高年者有之。"

《外科启玄》指出："癌发四十以上，血气亏衰，厚味过多，十全一二。"

从这些论述看，癌多发于中老年，与正气不足有关。老年人普遍存在肾精亏损的情况，肾精一亏，就容易引起阴阳失调，正气不足，不能适应外界的各种刺激，不能抵御邪毒的侵袭，使癌得到窃发的机会，所以老年人肾精亏损而引起阴阳失调是细胞癌变的内在条件之一。

祖国医学还认为"阴平阳秘，精神乃治，阴阳离决，精气乃绝"。用阴阳学说去看癌细胞的异常增殖，可以认为这是一种阴虚阳亢的现象，是阴虚不能制阳的结果。

当然，癌的发生不只与阴阳失调这一条件有关，它是在老年人肾精亏损、阴阳失调、正气虚弱的基础上，加以各种致癌因素的作用，进而出现如气血凝滞、痰浊困结、火毒内攻等一系列的病理变化才形成的，在癌形成以后，其主要的病机和临床表现就往往不仅仅是肾精亏损和阴阳失调了，现在的治疗效果还不够理想，但是如果在癌未形成的时候，避免或改善肾精亏损和阴阳失调的情况，则有可能避免癌的发生。

三、防老的方法可以防癌

老年人发生癌的内在条件之一是肾精亏损、阴阳失调，填补肾精、调整阴阳的方法可以使肾精亏损、阴阳失调的情况改善，因此我们认为，防老的各种措施对于防癌同样有效。自古以来用防老方法获得长寿的人，一般来说都是避免了癌的发病，这个事实也反映了防老方法的防癌效果。国外的一些医学家也指出，防老对于防癌是有积极意义的。

防老的扶正治本丸用于防癌的适应范围是：四五十岁以上的有肾精亏损临床表现的人，或是经过某些检验测定认为有神经-内分泌系统功能失调、免疫功能低下等情况的人（参见本篇第一章第一节）；患有恶性肿瘤经过治疗已经临床痊愈或病情稳定或有癌前期病变的人。扶正治本丸的辨证用药方法和禁忌等详见前述。

应当注意的是，健康人本来就有抗癌的能力，他们是无须服药的。即使是那些需要服药的人，药物的作用也不能代替其他的防老措施，而且后者往往占有重要的意义。

现代医学的各种研究已经观察到肿瘤与免疫存在着密切的关系，一个功能健全的免疫系统，不仅能把入侵的微生物控制住，而且还能控制人体内那些开始癌变的增生细胞。澳大利亚诺贝尔奖获得者伯内特说："癌症是免疫抵抗力不起作用导致的。"一些资料说明，细胞免疫功能低下是癌症发生的内在原因，这些人的肿瘤发生率远高于正常人。在动物实验中，不管用什么方法，凡能削弱正常免疫反应的，结果都提高了肿瘤发病率，所以国外一些医学家认为人类抵抗肿瘤的天然防御机制很可能就是免疫系统。

临床和实验也都证明了肿瘤的发生与内分泌系统的失调有关，例如动物实验证明甲状腺素有抗癌作用，可的松类激素对肿瘤和肉芽肿病都有改善症状的作用，多种肿瘤用激素治疗均可取效等。

神经系统的功能在肿瘤的发生中亦占有重要的地位。巴甫洛夫的实验早就已经证明神经系统受到损害的狗容易发生肿瘤。神经系统是人体新陈代谢、免疫功能和内分泌功能的调节中枢，神经系统的失调必然产生其他系统的连锁反应。

老年人的免疫系统功能往往不够健全，内分泌系统的功能低下或失调，神经系统对自身的调节能力也大为减弱，这都是肿瘤多发于老年人的原因。

祖国医学认为，肾是人体各脏器的调节中心，其功能与神经-内分泌系统的功能有许多相似之处。补肾的药物有调整神经系统功能、增强内分泌腺的作用，因此我们认为这些中药可以从内因方面起到防癌的作用。

一些资料表明，扶正中药可以提高癌症患者的细胞免疫水平。补阳中药可以促进抗体提前形成，补阴中药可以延长抗体存在的时间。正确运用扶正法，能使大多数癌症患者的巨噬细胞吞噬能力、淋巴细胞转化率、玫瑰花结形成能力有不同程度的提高，并与病情变化基本相符，因而亦可以认为这些中药能从内因方面起到防癌的作用。

据报道，维生素A类物质和维生素E有预防癌症的作用，扶正治本丸所用的中药如枸杞子、覆盆子、菟丝子、山茱萸、白术等都含有维生素A类物质，因而它们对于防癌亦可能是有所裨益的。

根据上述理由，杨志仁认为防老的各种措施除了在防老方面有很大的意义之外，在预防目前人类最可怕的疾病——癌症方面亦有重大的意义，而且防老防癌同时并举，较之某些措施只有防老作用而无防癌作用者，似乎有其更为优越之处。

（此文写成于1978年2月）

第八节 保"肾精"秘法

一、肾精探讨

我国人民运用中医中药去防治疾病已经有几千年的历史，但对于中医脏腑经络和中药药理的科学研究，只是近几十年才发展较快。过去的一些研究已经表明"肾"与神经–内分泌系统关系密切，肾虚的发病机制中，神经–内分泌系统的调节机能失常是一个重要环节，用补肾的中药去调整阴阳，在许多情况下能够直接或间接地调整神经–内分泌系统的功能，收到较好的疗效。由于"肾"与神经–内分泌系统的联系广泛而复杂，对于这方面的研究还不够深入。

对前列腺素的研究表明，中医的"肾""阴精""肾精"等概念，与前列腺素有密切的关系；怎样运用中医中药去调整神经–内分泌系统的功能，特别是调整前列腺素的代谢，是一个值得深入研究的课题，具有极其重要的现实意义。

中医认为"五脏六腑各有阴精，但又统归于肾""肾藏精""肾主生殖"；前列腺素在人体各器官中广泛存在，男女生殖系统是它的主要存在场所，它对生殖系统有重要的作用，在精液中浓度最高，种类最多。

中医把睾丸称为"外肾"，睾丸在促黄体素的影响下可分泌前列腺素。

中医有"精虚无子"的说法，而精液中前列腺素E（PGE）的含量是男性生育功能的要素之一，其浓度如低于11微克/毫升则患者不能生育。

中医认为"任脉主胞胎"，任脉与肾经关系密切，一些妊娠病如流产等常从肾辨证施治；前列腺素作用于妊娠全过程，某种前列腺素浓度的改变可引起流产。

中医认为"肾主骨生髓，脑为髓海"，而大脑组织中含有丰富的前列腺素。

中医认为"肺主气""肾主纳气"。哮喘患者普遍肾虚，其病机中亦有"肾不纳气"这一条，而肺组织中前列腺素含量较高，它是前列腺素代谢的主要场所。前列腺素参与肺组织呼吸功能的调节。前列腺素E_2对气管平滑肌有收缩作用，哮喘患者的支气管对它特别敏感，前列腺素E_2对支气管有舒张作用。

实验已表明肾阳虚与垂体-肾上腺皮质功能失调有关，补肾阳的中药可作用于垂体-肾上腺皮质系统；外源性前列腺素可促进肾上腺皮质激素的合成，并部分模拟促肾上腺皮质激素。

中医认为"肾者主蛰，封藏之本，精之处也"。五脏六腑之阴皆由肾阴供给，五脏六腑之阳皆由肾阳温养，肾为脏腑调节的中心，而前列腺素在人体组织中广泛分布，可影响全身多种器官的功能，它由组织释放，一般不出现于血液。

因此，我们设想：各种内分泌素都属于"精"的范围，前列腺素为"肾精"的重要成分之一。

中医认为许多疾病的发生与性欲不节、耗伤肾精有关，这可能与前列腺素过度消耗进而影响全身许多器官的功能有一定关系。

气功疗法治疗多种疾病、益寿延年的效果是肯定的。它注意呼吸调节，要求意守丹田、练功最初百日内禁止性生活等，除了已经证明了的气功对神经系统的作用外，气功的作用原理也很可能与前列腺素的代谢有关，因为肺是前列腺素的主要代谢场所，前列腺素在肺和精囊内的合成能力最强。

一些补肾的中药如何首乌、熟地黄、菟丝子、枸杞子、覆盆子、五味子、黑芝麻、胡桃仁等有填精益髓、令人有子及其他功效，推测这些药物可能有调节前列腺素代谢或类似前列腺素的作用。

前列腺素参与细胞功能的局部调节，能调整cAMP与环磷酸鸟苷（cGMP）的水平，其中前列腺素E能使细胞内cAMP增加，前列腺素F能使cGMP增加，而cAMP与cGMP比值失调即可产生疾病。前列腺素属于中医肾精的范围，调整肾阴肾阳很有可能调节前列腺素的水平，有利于cAMP与cGMP的调节，更重要的是cAMP又有着使癌细胞转化为正常细胞的作用，即前列腺素与癌细胞向正常细胞的转化有关。如果补肾中药对于前列腺素或cAMP的调节作用能够被证实的话，即如果这些中药有利于癌细胞向正常细胞的转化，那么就可以为这些中药防治癌症提供科学的理论根据。

古代的中医学由于条件的限制，只能从整体和在运动中对人体进行观察，从中推导出人的生理、病理和药物的药理，反映其中的规律性，由此而产生的认识多数是符合客观实际的，因此我们必须认真地、全面地学习和继承中医的精华，然而这些认识往往还未能建立在科学的研究之上，还不够深刻，以致今天我们运用这些知识去认识和反映世界有时还停留在"必然王国"。要进入"自由王国"就一定要用现代科学知识去整理祖国医学遗产，特别是要重视实验研究。上述的一些看法和设想，是我们在学习中西医学知识的基础上提出的，它以中医传统理论和现代医学知识为根据，如果它能够进一步被实验研究所阐明和证实，那么将会在医学的理论和临床研究中都取得新的进展。

二、如何避免肾精的亏损

中医学对于避免肾精亏损有丰富的研究。在引起肾精亏损的众多原因中，有些是属于难免的因素，有些是属于可以避免的因素，下面着重介绍一些可以避免的损害因素及其避免的方法。

1. 情志内伤，五志过极化火

祖国医学把疾病的原因分为外感和内伤两大类，内伤就是指情绪致病，它在病因学上占有重要的地位。人有各种感情，主要有七种，就是中医所讲的"喜、怒、忧、思、悲、恐、惊"七情。正常的感情变化是人对外界事物做出的反应，当这些精神活动过度强烈和持久时，就会成为伤害人体的致病因素，其中喜伤心、怒伤肝、思伤脾、忧伤肺、恐伤肾，这种伤害也可以由一脏伤及他脏。

由于过度的精神活动而致人体生理功能失常的事例数不胜数，其中最有名的一个是《东周列国志》里面讲到的伍子胥过昭关，一夜白了头。医生们都有这样的体会，在过度的情志活动之后人往往会容易发生各种疾病，加速衰老的进程。在《素问·上古天真论》中谈及养生时就指出："恬淡虚无，真气从之，精神内守，病安从来。"我们认为，要避免情志内伤，主要是要树立正确的人生观，对客观的环境和事物要有正确的看法，以现实的态度对待困难克服困难，努力做到人与外界环境的平衡，努力做到自身精神的平衡与安定，这样就能顺应时势，避免产生过度的情志而损害身体。

据国外医学家近年的研究，高胆固醇食物不是冠心病发生、发展的主要因素，血中胆固醇的升降与工作紧张的程度直接相关，而与食物、体重或运动量无直接关系，因此可以认为情绪紧张是动脉硬化的一个重要因素。

据研究，情绪紧张亦影响免疫力，人体的免疫功能一旦失调，许多疾病便会纷至沓来，紧张还可通过肾上腺皮质激素的作用，抑制免疫反应而有利于癌症的发生。德国内科医生哈默博士认为，癌症不是一般所认为的环境污染、病毒或遗传因素引起的，而是由于患者个人经历的内心冲突引起的，并且这种冲突对癌症的发生和发展时间都起着决定性的作用。哈默博士在欧洲四个大学附属医院里对500例癌症患者试验了他的理论后认为，癌是人或动物脑里的一个程序编制错误的结果，也可以说是脑的电场中不断发生短路，从而发出错误的信号引起细胞的变性，即癌变。美国的皮尔斯博士认为癌症是在精神平衡被破坏之后发生的。

中华民族的祖先在两千多年以前就指出"恬淡虚无，真气从之，精神内守，病安从来"，这是多么正确的理论！需要指出的是，过度精神活动而致的情绪紧张是防老抗癌的第一大敌。

2. 劳倦过度，消耗过多，过动伤阴

劳动创造财富，正常的劳动是人的需要，而过度的劳动就产生劳倦，损害人的气血，加速衰老的进程，汉字"劳"的繁体字是"勞"，主要由"火""力"组成，从中医的角度看脑力和体力活动与"火"有关，这种火一旦过度、积之日久，就会耗伤人体的阴精。我们往往可以看到，人们如果较长时间从事力不胜任的工作，就会出现精神不振、反应迟钝、动作不协调等表现，或者容易生病，病后恢复也慢，这就是俗语所讲的"积劳成疾"。青壮年的气血比较旺盛，轻度劳倦时能够动用身体的储备产生代偿，故往往表现不明显，但实际上已经影响了身体的新陈代谢且消耗了储备力量，故倚恃年轻力壮而长期从事超出身体能力所及的工作是有害健康的。而对于老年人来说，气血由盛向衰转变，劳倦过度对身体的影响就比较容易表现出来，所以无论是对于青年、中年还是老年，注意劳动适度都

是必要的，也是科学地和合理地运用有限的精力为社会做出最大的贡献所必需的。

怎样掌握劳动量呢？这应因人而异，一般来说，8小时的工作是正常人所能胜任的，但对于体弱或年老的人，或者是对于从事强体力劳动或强脑力劳动者，就不能机械地一概而论。适度的劳动应该是指劳动后产生的疲劳感经过一夜的休息之后能够完全消除，这是一个容易为人们自行掌握的标准。如果经过一夜的休息还会感到疲劳就应该考虑劳动量是否合适或者身体是否生病了。

睡眠是消除疲劳的有效手段，一般成年人每天至少要有8小时的良好睡眠，长期睡眠不足是某些难治性疾病的发病基础，有些人虽然睡眠时间不少但是噩梦多，身心亦不能得到完全的休息，故疲劳不能完全消除，这也是不正常的，应该请医生诊治。

3. 房室不节，肾精损耗

中医认为"精、气、神"乃人身"三宝"，性欲不节乃"肾精"耗伤最直接的原因，《黄帝内经》就反复强调节制性欲在养生中有极重要的地位："冬不藏精，春必病温。"后世则有"炼精化气"和"若要不老，还精补脑"的说法，历代医著都反复强调节制性欲于养生极有帮助。

根据Pearse的研究，性交后的兔脑垂体前叶嗜碱性细胞和嗜酸性细胞的染色性均有变化，显示垂体前叶功能减退。德国的科学家研究发现，精液中含有一种叫"精液胞浆素"的特殊蛋白质，它一旦进入细菌细胞就能阻止核糖核酸的合成而杀死细菌，因此这是一种可以与抗生素相媲美的宝贵物质。关于前列腺素的研究表明，前列腺素是调整人体生理活动的重要物质，精液中此类物质种类多、浓度高，过分消耗精液可能使前列腺素代谢紊乱。日本京都国立医科大学的研究报告认为，早婚和性交次数过多者易患前列腺癌，可见中医节制性欲以养生、抗老、防癌的观点是有理论支持的。

怎样才算节制性欲呢？应因人的年龄和健康状态而异。《仙经》曰："无劳尔形，无摇尔精。"放纵的性生活可致消化不良、神经衰弱、筋肉失坚牢与弹力之二性，大则丧生，小则致病，甚可畏也。节欲之法，莫妙于《春秋繁露》，其词曰："新壮者十日而一游于房，中年者倍于新壮，始衰者倍中年，中衰者倍始衰，大衰者之月，当新壮者之日。"孙思邈指出，青壮年"能一日再泄……五十岁者二十日一泄，六十岁者闭精勿泄"，亦有性生活宜"春二夏三秋一冬无"之说。

一般说来，性生活过后，双方感到心神愉快，精力不衰，第二天工作不感觉疲劳即表示是适度的；如果在性生活过后，双方（特别是男方）感到精神不振，周身无力，腰背酸痛，头昏不适，影响了第二天的工作和学习，即表示性生活过度，必须节制。特别是青壮年绝不可恃身体强壮而纵欲，否则积之日久就损害了身体的元气，容易发生难治的疾病并加速衰老，而对于老年和慢性病患者（如肺结核、肝炎、糖尿病、冠心病等病患者）纵欲的危害就更大了。年龄较大和患有慢性疾病者更应谨慎。

下面介绍一种固精的方法——擎天立地功，此功可于早晚花一二分钟时间做一做，练习纯熟后凡有阳举或将有射精感觉时，做此功立刻可使阳举下落并收缩，达到固精的目的。

（1）预备式：两脚轻轻并拢，脚尖朝前，不能成八字，两眼平视前方，身躯正直，全身放松，两掌心朝后。口齿轻闭，舌轻抵上腭，鼻吸鼻呼，呼吸自然。

（2）动作要领：动作要配合呼吸，吸气时两脚脚趾用力抓地，如入地生根之状，两手手指由前向上跷起如擎物之状，同时尽力提肛，提会阴，提外肾，如忍大小便之状，并将注意力集中在下丹田（会阴）处，吸气至不能再吸时闭气片刻，姿势不变，闭气十余秒后呼气，同时松肛，松会阴，松外肾，松手脚，全身放松，恢复预备式。一吸一闭一呼为一次呼吸，循环做几次就可以了。

4. 要经常运动

抗衰老离不开运动，这已经为古今中外的事实所证明。

然而有些人却认为自己每天上班都骑自行车，或者从事体力劳动，还有家务事不少，身体的活动量已经够了，人也累了，何必再去搞体育活动呢？须知，人每天上班所从事的工作一般都比较固定，因而身体某些部位的活动比较多甚至到了劳损的地步，而另一些部位却活动较少甚至废弛不用，这些活动与以锻炼身体为目的的体育运动不同，不能同等视之。特别是当今人们的生活普遍过分紧张，工作和家务十分繁重，使得大脑皮层长时间处于紧张状态，紧张会使人产生疲劳，疲劳过度就会耗气伤阴，使人生病或寿命缩短。而运动（特别是以"松""静"为核心的体育方法）却能解除工作所带来的大脑皮层紧张，使大脑皮层功能维持正常状态，身体各部位的功能都会得到调整和修复，疲劳也就消除了，同时，体育运动可促进全身血液循环，给组织和细胞供给充足的氧，氧对于细胞代谢有良好的影响，对抗衰老和防癌都有积极的意义。

中医认为"过动则伤阴，过静则伤阳"，不同的运动方式会产生不同的效果。每个人的运动方式和运动量要根据自身的身体素质、工作方式及食物的质量而定。中老年人和慢性病患者的运动应由医生指导。我们特别提倡中国传统的以"松""静"为核心的运动方法，如太极拳、八段锦、气功、保健按摩等，它们与中国人的生活饮食习惯是相宜的，对防老抗病有确切的疗效。

特别要提到的是运动是战胜慢性病的重要手段，前卫生部副部长傅连暲说过："在同慢性病做斗争，气功可以说是一支'主力军'。"如果注意起居生活、经常进行合理的体育锻炼、配合药物的治疗，慢性病是能被战胜的。由于各种方法各有专著，以下仅介绍几种人人可做、耗时不多的简易方法。

（1）胸腹按摩法和松静气功（详见本章第五节）。

（2）擦背摩腰：腰背部为督脉所循行，督脉统领人身之阳气，脏腑腧穴分布在腰背部。腰为肾之府，而衰老与肾亏有关。擦背摩腰尤其适合体弱年老者，可促使毛细血管舒张扩充，加快血液循环，抵御严寒。现代研究发现，擦背后淋巴运行加快，吞噬体内细菌能力增强，人体免疫力随之提高。日本东京大学水野教授报告，擦背有防癌之效。他指出："人的皮肤下存在一种组织，平时处于休眠状态，当用毛巾摩擦皮肤后，受到刺激的组织细胞就会活跃起来，进入血液循环，并逐步发展演变成为网状细胞。网状细胞具有免疫功能，经常擦背能使机体保持旺盛的免疫力，达到防癌的效果。"

擦背方法非常简单，可于每日洗澡时用毛巾和热水擦背，也可以平时用干毛巾干擦背部，每次3~10分钟，直到皮肤发红、四肢温暖、全身舒适。

（3）叩齿咽津法：津液是组成人体的重要物质，唾液是其中一种。历代医家都认为唾液有滋阴降火之妙用。现已证明，唾液中含有黏蛋白、白蛋白、球蛋白、淀粉酶、麦芽糖酶、蛋白分解酶、多种氨基酸和尿素等，具有免疫、杀菌、消化、助消化的作用，特别是它还含有腮腺素，腮腺素能帮助人清除疲劳，使皮肤血管和软骨的弹性增加。叩齿咽津法能改善腮腺的循环，使唾液分泌增加并恢复其内分泌功能，故程钟龄在《医学心悟》一书中称此法为"治阴虚无上妙方"。

具体做法是：每于闲暇时盘坐或端坐，微闭目、闭口，用舌在口腔内上下牙齿外做圆周运转，正反向各搅九圈，继则上下牙齿轻叩36次，就口中唾液鼓腮漱口九次，分三口咽下，要咽咽有声，以意念把津液吞送至丹田。

（此文写成于1978年2月，2018年补充修订）

杨志仁 学术精华与临床应用

第三章 医案采菁

第一节　再生障碍性贫血医案

史××，男，22岁，未婚，山西人，1958年2月15日入院。

主诉：头晕、全身无力已6个月。患者早期因有疟疾，经服奎宁及白乐君各一疗程，后体温下降。1957年7月10日晚间，突然感到全身不适，四肢关节疼痛，脐周有轻度持续性疼痛，当时检查体温38.5℃左右，早起时感下腹疼痛加重，立即解便，排出黄色水样便，次数渐多，约每隔一小时即有黄色稀便，里急后重，经医生诊断为急性肠炎，治疗后渐渐好转；7月17日后，仍感全身疲倦无力，特别是中午头晕厉害，散步时间较长时则感头晕不能坚持，当时卫生所诊断为贫血（原因不详），内服硫酸亚铁、维生素B_1，注射肝精月余，效果不大，于1957年8月23日转入某医院休养，诊断为再生低下性贫血，症见头晕、全身无力、面色苍白，并流鼻血三次，每次约30毫升。1958年2月15日，转院治疗。经少量多次输血，血红蛋白不升，服用过可的松亦无明显效果。5月1日查红细胞60万/毫米^3，血红蛋白11%，白细胞2000/毫米^3，血小板15000/毫米^3，疟原虫（恶性）仍未完全消失，病者病情危重，处于濒死状况。

既往史：过去8岁时生过一次病（可能是伤寒）。

生活史：出生于山西，小时读书，后在家劳动，上中学，1956年应征入伍，到过河北、广东等省，无饮酒史，有吸烟史，否认性病史、冶游史。

查体：发育正常，神志清醒，精神萎靡不振，慢性病容，面色苍白，全身皮肤无黄染，全身淋巴结肿大压痛。入院时体温36.5℃，脉搏96次/分，呼吸24次/分，血压126/80毫米汞柱。头无畸形，无秃癍，颈软，两耳听力正常，乳突无压痛，鼻无畸形，呼吸无阻塞，眉毛无脱落，眼睑无浮肿，结膜苍白，咽喉黏膜无充血，扁桃体无异常，舌苔白色。胸部两侧对称，呼吸运动不受限，心尖冲动在左侧第五肋间，乳头内侧搏动不明显。两肺呼吸音正常，心音较弱，无杂音。两肺正常，心界无扩大。腹部平坦，腹部运动正常，剑突轻压痛，肝脾触之无肿大。四肢关节活动正常。膝反射存在。

诊断： ①再生障碍性贫血，并发疟疾；②胃黏膜脱垂症。

5月5日中医会诊，症见晕眩甚，不能起坐，四肢无力，面色㿠白，语声低微，不思饮食，病情危重，舌淡苔白，脉搏微弱。

中医诊断： 虚劳证（气血两亏）。

治则： 补血益气。

处方： 白术9克　黄芪18克　当归9克　吉林参9克
白芍9克　熟地黄15克　陈皮3克　龙眼肉12克
阿胶9克

每日1剂，水煎2次，早晚分服。其中吉林参另炖（下同），阿胶后下烊化（下同）。

患者服此方10日，每周仍少量输血1次，精神好转，头晕减轻，能在床上起坐，食欲进步，一餐能吃4个包子。

5月31日二诊，处方：

白术15克　黄芪30克　当归24克　吉林参9克
升麻5克　柴胡5克　熟地黄30克　陈皮6克
龙眼肉15克　砂仁5克　山萸肉15克　枸杞子15克
生姜6克　大枣15克　制首乌18克

每日1剂，水煎2次，早晚分服。

另服归脾丸12克，上午、下午各服6克。

8月7日三诊，处方：

吉林参5克	党参30克	黄芪30克	当归30克	制首乌24克
白术15克	陈皮6克	砂仁5克	生姜6克	龙眼肉15克
枸杞子15克	丹参15克	郁金6克	大枣15克	熟地黄15克

每日1剂，水煎2次，早晚分服。

归脾丸照前法服。

9月20日四诊，患者症状消失，饮食活动康复如常人。处方照前，去丹参、郁金。

9月24日检验：血红蛋白69%，红细胞3.67×10^9/升，白细胞4.3 $\times 10^9$/升，血小板9 $\times 10^9$/升，疟原虫找不到。

按：这是一个发生在20世纪50年代的在部队西医院治疗无效而请求中医会诊的病例。患者确诊为再生障碍性贫血及胃黏膜脱垂症，病情严重。当时西医院里缺乏中医人才，杨志仁几乎每个周日都走出中医院的大门，应西医院的邀请与西医同行们联手解决医学难题。此病例经中医诊治连续服用中药并继续少量输血，取得显著疗效，5个月后患者成功康复出院。他为我们留下了这个难得而比较完整的医案，显示了中医中药立起沉疴的疗效。

（此文刊登于《广东省中医院院刊》1960年第1期）

第二节 鼻衄医案（血小板减少）

庞××，男，22岁，未婚，工人，1975年1月8日初诊。

主诉：自幼有鼻衄史，现每月发生鼻衄数次，有时漱口牙龈亦出血。两胁痛，胃纳尚可，大便烂，小便短黄，睡眠易醒且多噩梦。近三个月来曾在某大医院住院检查，诊断为慢性肝炎、脾大，早期肝硬化、脾功能亢进。建议行外科手术摘除脾脏，但因血小板减少（血小板计数3×10^9/升）未能行外科手术，转请中医治疗。

诊查：舌红，苔少，脉弦略数。

辨证：肝肾阴亏，虚火上炎，损伤脉络。

治则：滋阴潜阳，止血祛瘀，疏肝解郁。

处方：

干地黄30克	牡丹皮15克	白芍20克	女贞子20克
墨旱莲20克	制首乌20克	丹参20克	泽兰15克
茜草20克	郁金15克	佛手15克	陈皮7.5克
鳖甲25克	生牡蛎40克		

每日1剂，水煎2次，早晚分服。其中鳖甲及生牡蛎先煎（下同）。

1975年3月5日二诊，患者反映照方服药50剂，鼻衄未见再发，可以恢复工作；经医院检查血小板计数为9×10^9/升，转氨酶数值异常也比过去减轻，仍觉两胁有时疼痛不适。患者鼻衄已经取得较好疗效，但因肝脾受病为时已久，一时未能痊愈，仍需继续调理。

按：鼻衄可因多种原因诱发。此例鼻衄，病在肝肾阴亏，治疗实属不易，所幸辨证准确，患者坚持服药，终于获得不俗的疗效。

（此文整理于2013年）

第三节 清热凉血养阴治愈瞳神紧小

黄××，男，13岁，1977年11月初诊。

主诉：患儿于1977年8月下旬发病，当时曾有短暂发热，喝少量酒后自觉左眼痛、红，视物不清，前往某医院眼科治疗，诊断为葡萄膜炎（左），即住院治疗。西医医治两月，用过肾上腺皮质激素，患者体型变肥胖而疗效不显，仍左眼视物模糊，胃纳、睡眠、小便正常，大便2日1次。

诊查：掌心热，唇干，舌质红嫩，苔薄白，脉数（92次/分），体温37.2℃，左眼视力0.2。

辨证：肝肾阴虚，血分瘀热。

治法：清热凉血养阴。

处方：

生地黄12克	玄参12克	麦冬9克	知母9克
赤芍9克	牡丹皮9克	天花粉9克	车前草9克
忍冬叶9克	川红花9克	黄芩9克	黄柏6克
茜草6克	甘草4.5克		

每日1剂，水煎2次，早晚分服。

11月5日二诊：患儿诉视物稍清，症状好转，体温37.3℃（腋下）。舌脉同前。

处方：

干地黄15克	玄参12克	麦冬12克	女贞子12克
墨旱莲12克	地骨皮12克	赤芍12克	牡丹皮12克
黄柏9克	知母9克	川红花9克	甘草4.5克

　　三七末3克

　　每日1剂，水煎2次，早晚分服。其中三七末冲服（下同）。

　　12月15日三诊：患儿离穗回家，照方服药已月余，左眼视力0.4，低热已退，胃纳、睡眠、二便均正常。舌淡红，苔薄白，脉略数。

　　处方：干地黄12克　　　麦冬9克　　　　白芍9克　　　　地骨皮9克

　　　　　　牡丹皮9克　　　　泽泻9克　　　　女贞子9克　　　墨旱莲9克

　　　　　　桑白皮9克　　　　怀山药9克　　　茯苓9克　　　　甘草3克

　　每日1剂，水煎2次，早晚分服。

　　1978年1月23日四诊：患儿左眼视力达0.6，余无不适。

　　处方：干地黄12克　　　茯苓12克　　　女贞子9克　　　枸杞子9克

　　　　　　制首乌9克　　　　菟丝子9克　　　麦冬9克　　　　牡丹皮6克

　　　　　　杭菊花6克　　　　五味子3克　　　怀山药15克

　　每日1剂，水煎2次，早晚分服。

　　5月23日五诊：患儿左眼视力提高到0.9，胃纳甚好，激素副作用的表现渐渐减轻。嘱取上方间歇服用以善后。

　　1979年1月15日患者来信云：左眼视力早已恢复至1.2，学习、生活如常，已自行停药多时。因患儿居住乡间，未能再做眼部检查。此后数年视力均正常，病未复发。

　　按：此例葡萄膜炎经住院治疗两月，多次出现反复，可见病情相当棘手。患儿起病时曾有发热，饮酒后症状明显，就诊时低热、脉数，此乃热证；患儿唇干、掌心热，大便2日1次，舌红嫩，苔白薄，知其热已伤阴，发病部位葡萄膜血管密布，血运丰富，此处有病与血分有关，血热久郁常兼瘀，故病情缠绵难愈，遂立清热养阴凉血祛瘀之法，果然药到热退症减，病有转机。乃于热退阴复之时，撤去苦寒泻火之黄芩、黄柏、知母，改用养阴清热之剂，以六味地黄汤为基础去山萸肉，加入桑白皮、麦冬、甘草甘寒以清其余热，地骨皮、墨旱莲凉血清热。当患儿症状消失、视力提高至0.6时，又用滋养肝肾的药物以固其本，终获比较满意的疗效。从此病例可以看到中药不仅可以治愈葡萄膜炎，而且对使用肾上腺皮质激素引起的副作用有明显的缓解作用。

（此文刊登于《中国现代名中医医案精华》）

第四节　健脾益肾养血治愈耳鸣耳聋兼遗尿、斑秃

黄××，女，7岁，1982年5月28日初诊。

主诉（家长代诉）：一个学期以来发现患儿听力下降，伴有双耳鸣，白天尿频尿急，夜间遗尿。近日发现头发呈片状脱落，胃纳欠佳，大便每日或隔日一次，睡眠时流口水。幼年有佝偻病史。

诊查：患儿面色苍白，头部有四处脱发，圆形，每处直径为4～5厘米。舌质淡，苔薄白，脉细弱。

辨证：脾肾两虚，气血不足。

治法：健脾补肾养血。

处方：
党参12克	白术9克	茯苓12克	炙甘草3克
陈皮5克	熟地黄9克	制首乌9克	五味子3克
菟丝子9克	枸杞子9克	覆盆子9克	桑螵蛸6克
怀山药12克	益智仁6克	桑寄生9克	

每日1剂，水煎两次，分两次服。

6月2日二诊：服上方4剂，尿频尿急已有好转，因益智仁缺药，故上方加入杜仲9克继续服。

6月6日三诊：患儿精神比以前好，听力有提高，覆盆子缺药，以鸡血藤9克代之继续服。

6月12日四诊：耳鸣已消失，仍有遗尿，上方去桑寄生，加补骨脂6克。

6月21日五诊：服上方八剂，患儿胃纳恢复正常，无遗尿，流口水亦减少。守上方继续服药。

7月4日六诊：患儿尿频尿急已完全消失，听力好，斑秃处新发萌出。继守上方服药至8月19日，症状全部消除。

按：耳为肾之窍，肾气虚弱则耳鸣耳聋；尿频尿急遗尿亦为肾虚之征。发为血之余，血虚不能养发则头发脱落。胃纳欠佳、睡眠流涎为脾虚之候。证候虽多，然不外气血不足、肾气虚弱所致，故处方以补肾健脾养血为主，服药两月余而获全效。

（此文刊登于《中国现代名中医医案精华》）

第五节　育阴潜阳、化瘀散结法治愈头风

李××，男，40岁，香港同胞，1973年8月26日初诊。

主诉： 患者于20年前始有头痛，时发时止。三年前头痛逐渐加剧，发作频繁，头痛以左侧为甚，左耳内有异物阻塞感，听力下降，眼花，走路歪向左边，脚步虚浮，睡眠不宁，饮食、二便如常。经某西医院五官科检查和X线拍片诊断为听神经纤维瘤（左），并谓血压偏高，建议手术治疗。患者对手术有顾虑，邀中医诊治。

诊查： 舌质红，苔薄白，脉弦略数。

辨证： 肝郁气滞血瘀。

治法： 育阴潜阳，化瘀散结。

处方：

土茯苓30克	干地黄18克	夏枯草12克	生牡蛎80克
银花藤12克	钩藤12克	玄参12克	丹参12克
赤芍12克	昆布9克	海藻9克	墨旱莲9克
防风9克	白芷9克	苍耳子9克	蔓荆子9克
红花3克	三七末3克（冲服）		

每日1剂，水煎2次，早晚分服。

12月28日二诊：患者服上方70余剂，头痛逐渐减轻，走路较前平稳，脚步虚浮很少出现，睡眠、饮食和二便均正常，精神好且冬季比以往耐寒。曾到西医院再行X线拍片检查，谓听神经纤维瘤无改变。嘱继续服上方。

1974年12月26日三诊：患者先后共服药100余剂，头痛、眼花、耳内堵塞感等症状完全消失，血压正常，走路平稳，且能从楼下一直步行登上六楼而不需中途歇息，体质有所增强。再经西医院X线拍片复查，报告左侧听神经纤维瘤无改变。

1976年至1985年数次随访，患者除听力未能恢复外，上述症状从未再现，工作、生活如常。

按： 本病西医诊断为听神经纤维瘤，而中医把日久不愈的头痛称为头风。中医认为头风多由素有湿痰，复因风邪内袭、邪留脉络、郁久化热而致，而肿瘤多系气血凝滞、痰浊瘀阻经络而成。患者症状除以头痛为主外，还有眼花、脚步虚浮、睡眠不宁、舌质红、脉弦略数等阴虚阳亢、肝风内动的表现，综合分析头风和肿瘤的病机，确定以祛风止痛、育阴潜阳、活血化瘀、软坚散结为治疗原则。

防风为风病之主药，可散头目中滞气。白芷可祛风止痛，《百一选方》中的都梁丸以白芷一味治头风，《普济方》以上二味合用治偏正头风，为治疗头痛的有效方剂。苍耳子能使清阳之气上行巅顶，宣通脉络，是祛风要药。蔓荆子主头面风虚，《千金方》单用蔓荆子浸酒服治头风。钩藤祛风而不燥，治头痛目眩有显效。上述四药合用，祛风止痛之功效更强。患者患头痛已20年，古人有久痛入络和痛甚为风毒上攻的说法，故用银花藤清热解毒、祛风通络，土茯苓祛风湿，入络搜剔湿热蕴毒。顾松园所著《医镜》曾重用土茯苓治头风。干地黄、玄参、墨旱莲、牡蛎育阴潜阳，川红花、丹参、赤芍、三七活血祛瘀，夏枯草、昆布、海藻、牡蛎软坚散结。患者服中药100余剂后20年之头痛及其他症状消失，血压稳定，观察历时10年，听神经纤维瘤没有增大说明中药能改善听神经纤维瘤症状并抑制其发展，疗效良好。

第六节　清热祛风通窍治愈肺经风热型鼻渊

程××，女，22岁，1982年4月5日初诊。

主诉： 患者鼻塞流脓涕多年，1981年10月19日在本院放射科拍片报告为"双侧上颌窦炎合并积液"，行上颌窦穿刺冲洗治疗，因穿刺时出血较多，患者恐惧而中断治疗，现感冒已四天，脓样鼻涕较前增多，伴有咽痛、右侧头痛、咳嗽。

诊查： 舌尖红，苔白，脉数。

辨证： 肺经风热。

治法： 清热祛风通窍。

处方：

忍冬叶15克	连翘12克	蒲公英12克	板蓝根15克
车前子12克	天花粉12克	桔梗9克	甘草5克
法半夏9克	陈皮5克	苍耳子9克	白芷9克
藿香6克	紫苏梗9克	枳壳9克	

3剂。每日1剂，水煎2次，早晚分服。

4月9日二诊：患者症状减轻，续服下方。

处方：

苍耳子9克	白芷9克	藿香6克	紫苏梗9克
桔梗9克	甘草5克	桑叶9克	杭菊花9克
陈皮5克	枳壳9克	法半夏9克	瓜蒌皮9克

3剂。每日1剂，水煎2次，早晚分服。

4月16日三诊：患者除右鼻孔仍塞、有少许黏涕及头痛间发外，诸症皆除。检查见鼻黏膜淡红，右下鼻甲稍肿大，未见引流物，舌淡红，苔白薄，脉稍数。

处方：

党参9克	白术6克	茯苓12克	炙甘草3克
陈皮3克	香附9克	干地黄12克	女贞子9克
怀山药12克	白芷9克	苍耳子9克	桑寄生15克

每日1剂，水煎2次，早晚分服。

患者服上方后头痛、流涕消失，鼻塞仍未能完全消失。考虑到患者终日坐着低头工作，气血流通不畅，鼻塞日久，要彻底治愈除继续以上方加减治疗外，尚需锻炼身体，乃指导患者注意起居饮食，学习太极拳。患者听从指导，坚持锻炼，胃纳、精神均增强，三个月后鼻塞完全消失。

按：此例为慢性鼻炎、慢性上颌窦炎，辨证的关键是辨别久病和新病、邪正虚实之所在。患者初诊时伴有急性发作，证属肺经风热，治以清热祛风通窍之剂；外邪去后，正虚为主要矛盾，予以健脾养阴通窍之剂，又指导患者进行体育锻炼，使其气血流通而达痊愈之效。

（此文刊登于《中国现代名中医医案精华》）

第七节　疏风清热、补肾益气法治愈鼽嚏

谢××，女，22岁，1976年9月24日初诊。

主诉： 患者半年来晚间临睡前和晨间起床时鼻痒流清涕，喷嚏连作数十次，十分难受，要用热毛巾敷鼻部方稍觉舒适。3个月来头顶痛、腰痛、深呼吸时胸痛、右胁痛，肝功能检查未见异常。月经期准，经期头昏、下腹痛甚，不能上班。平素怕冷，穿衣要比常人多。胃纳正常，大便干结，每日1次，小便正常，睡眠多梦。

诊查： 今天中午自觉微微发热，体温37.1℃。舌色红，苔少，脉细数。

辨证： 既有肾虚之久病，复感风热之新邪。

治法： 先清风热，再补肾气。

处方：　桑叶12克　　杭菊花12克　　龙脷叶12克　　桔梗9克

　　　　　甘草6克　　　板蓝根12克　　生薏苡仁12克　冬瓜仁12克

　　　　　白芍9克　　　蒺藜9克

每日1剂，水煎2次，早晚分服。

9月29日二诊：患者发热已退，口淡，涎沫多，舌淡红、质嫩，苔白，脉细弱。

处方：　党参12克　　白术9克　　　茯苓12克　　　炙甘草5克

　　　　　熟地黄12克　制首乌12克　　菟丝子12克　　枸杞子12克

　　　　　覆盆子12克　香附9克　　　陈皮5克　　　佛手9克

每日1剂，水煎2次，早晚分服。

建议患者进行散步运动，由每日坚持10分钟，逐步增加至每日1小时，以不感觉疲劳为度。

10月26日三诊：患者诉偶有喷嚏二三次，头痛、痛经均减轻，月经期可以上班。以上方加续断12克继续服。

11月2日四诊：患者精神好，诸痛已除，以上方除去香附、佛手，加怀山药12克、桑寄生15克。

1977年1月24日五诊：药后患者鼽嚏已痊愈，随访三年无复发。

按：鼽者，鼻流清涕；嚏者，鼻中作痒而喷气作声者也。《黄帝内经》曾提到"肾为欠为嚏"，《太平圣惠方》言："肺气通于鼻，其脏若冷，随气乘于鼻，故津液流涕，不能自收也。"该书记载鼽嚏有肺脏虚寒、肺伤风冷和肺虚外伤风冷三种情况，分别订出以健脾补肾、祛风散寒和收敛肺气为主要治疗原则的三张方子：白术散、细辛散和诃黎勒散。《圣济总录》中有以五味子、山茱萸为主药的五味子汤治疗鼻出清涕，示后人以补肾敛气治鼽嚏之法。可知鼽嚏一证与肺、脾、肾气关系最大。临床所见鼽嚏患者，以久病和虚证居多，故常用补肾法为主。然一部分人对辛热助阳药往往难以耐受，而用甘温补肾之品则疗效较佳。本例患者既有肾虚，又兼肝气郁结，复感风热之邪，故先以辛凉之剂疏散其风热，再予补肾益气、理气调经，配合散步运动，使气血流畅，遂得以痊愈。

（此文刊登于《中国现代名中医医案精华》）

第八节 益肾健脾疏肝法治愈经期鼻衄

黄××，女，30岁，1978年6月18日初诊。

主诉： 患者1963年患过"甲状腺功能亢进（甲亢）"，1969年患过"肺结核"，均已治愈。平时吃燥热食物会喉痛，故忌食胡椒、生姜、葱、蒜等物。近两月月经来潮时鼻有热感、流血，心烦急躁。经期尚准，七八日干净。平时咽喉胀、多痰，心悸，胃纳正常，小便黄，大便二日一次，睡眠多梦。曾行西医治疗未见效果。现经期将至，精神不宁，出现以往鼻衄的先兆。

诊查： 舌色淡，苔白薄，脉细数。

辨证： 脾肾既虚，肝气亦郁。

治法： 益肾健脾疏肝。

处方： 熟地黄12克　　茯苓12克　　北沙参12克　　白芍12克
　　　　 当归9克　　　百合15克　　怀山药12克　　麦冬9克
　　　　 枇杷叶12克　　旋覆花9克　　怀牛膝12克　　益母草12克

2剂。水煎服，每日1剂，早晚分服。

6月20日二诊：患者月经已来潮而无衄血，经血量稍多，情绪比过去好，腹痛，大便烂，每日1次。以上方除去当归，加甘草3克，水煎服，4剂。

6月28日三诊：患者月经已干净，未见衄血。咽喉干、多痰，恶心、嗳气、肠鸣、矢气多，整夜做梦，晨起心悸，白天呵欠多。

处方：党参12克　　白术9克　　茯苓12克　　炙甘草5克

　　　　陈皮3克　　　法半夏9克　　桑寄生15克　　枸杞子12克

　　　　制首乌12克　香附9克　　郁金9克　　　佛手6克

4剂，每日1剂，水煎2次，早晚分服。

7月11日四诊：持续服上方药后诸症好转，预计一周后月经将来潮。

处方：北沙参12克　麦冬9克　　百合15克　　干地黄12克

　　　　白芍9克　　　旋覆花9克　　枇杷叶9克　　怀牛膝9克

　　　　益母草9克　　郁金9克

4剂，水煎服。

两月后随访，月经依时而至，但鼻衄已无再发。

按：月经期间或月经前后几天内出现周期性的衄血或吐血，持续几天能自止者，称为"经行吐衄"，亦称"倒经"或"逆经"，多因肝经郁热或阴虚火旺而致。本例患者有"甲亢"和"肺结核"病史，素体阴虚，虚火上炎损伤肺络则为鼻衄。咽喉胀、多痰、心烦、急躁为肝气郁结之征。初诊时经期将至，乃仿傅青主顺经汤之意，以当归、熟地黄、北沙参、白芍、茯苓加养肺阴之百合、麦冬、怀山药，再用枇杷叶、旋覆花降逆下气，怀牛膝引血下行，益母草活血调经，使气血调顺，故衄血不发。二诊正值经期，经血量多，乃以甘草易当归。月经干净后所见各证，皆因脾虚、肾虚、肝郁而致，故益气健脾以摄血，滋补肝肾以养血，理气解郁使血不妄行，调治月余而愈。

（此文刊登于《中国现代名中医医案精华》）

第九节 养阴润肺、活血化瘀法治愈失音

劳××，女，55岁，1972年8月16日初诊。

主诉：患者平时因工作讲话较多，声音嘶哑两个多月。曾经某卫生院五官科检查见声带有绿豆大小的息肉，又经其他两医院检查均诊断为声带息肉，并建议手术治疗。患者不愿接受手术，要求中医治疗。

诊查：声嘶较重，话音沙哑难辨，咽喉干燥，睡眠不宁，舌质红，苔少，脉细数。

辨证：肺肾阴亏，虚火上炎。

治法：养阴润肺，活血祛瘀。

处方：干地黄15克　玄参12克　龙脷叶12克　麦冬9克

桔梗9克　　桑白皮9克　柿霜9克　　茜草9克

赤芍9克　　瓜蒌皮12克　甘草4.5克　三七末3克（冲服）

每日1剂，水煎2次，早晚分服。

另用西青果9克，含服，每次1枚，每日2次。

患者服药20余剂，声音恢复正常，再经五官科医生检查，声带息肉已完全消散。追访十余年未见再发。

按：本病因经常大声讲话，耗伤肺阴，累及肾阴，故现咽喉干燥、睡眠不宁、舌红、苔少、脉细数，乃虚火上炎灼伤阴血，血郁成瘀而见息肉形成。治以玄参、干地黄、麦冬养阴，龙脷叶、柿霜润肺，桑白皮、瓜蒌皮清肺，甘草、桔梗利咽开音，茜草、三七活血祛瘀消肿。西青果敛肺降火。

（此文刊登于《中国现代名中医医案精华》）

第十节　清肺化痰治疗失音

李××，女，22岁，1978年2月25日初诊。

主诉： 声嘶两月，辗转求治，服过人参叶及一些凉药不愈，喉间多痰，色微黄，难咯出，咯痰后讲话稍轻松。

检查： 咽正常，左侧声带前1/3肿胀，右声带轻度充血，闭合不好；舌淡红，苔腻微黄，脉滑。

辨证： 痰湿闭阻气道，久郁化热。

治法： 清肺化痰。

处方： 竹茹9克　　　瓜蒌皮9克　　　桑白皮9克　　　茯苓15克

　　　　甘草3克　　　桔梗9克　　　枳壳9克

2剂，每日1剂，水煎2次，早晚分服。

两天后二诊，患者已明显好转，仍有声嘶、咯痰。

诊查： 右声带已不充血，左声带肿胀减轻，闭合好，舌淡红，苔白微腻，脉缓。

处方： 法半夏9克　　　陈皮5克　　　竹茹9克　　　茯苓15克

　　　　甘草3克　　　枳壳9克　　　蝉蜕9克　　　桔梗9克

2剂，每日1剂，水煎2次，早晚分服。

两天后三诊，患者声音完全恢复正常，间接喉镜检查无异常。

按： 本病例年轻，患病时间不长，病因比较简单，辨证用药准确，故四剂中药后霍然而愈。

第十一节　养阴润肺、健脾化痰治疗失音

杨××，女，43岁，1976年7月11日初诊。

主诉：患者声嘶数月，在××医院诊断为声带结节，并左侧前1/3处有息肉，基底宽。于1976年6月17日做手术摘除，术后声嘶更甚，又于6月23日和7月6日做第二次和第三次手术。自第二次手术至今二十多天，仍不能发音，据××医院病历记载，声带充血，肥厚，闭合不好，在这段时间曾用各种抗生素、维生素、激素及物理疗法等进行治疗，均未见好转。讲话只能发出"沙沙"样声音，咳嗽有痰，胃口差，二便如常，睡眠不宁或失眠。

诊查：声音嘶哑，语言不清，血压偏高，形体肥胖，舌淡红，苔厚白微黄，脉弦细。

辨证：气阴两虚，兼挟痰湿。

治法：益气养阴、安神，佐以化痰止咳。

处方：党参15克　　麦冬9克　　干地黄12克　　白芍9克

五味子5克　　百合18克　　甜桔梗9克　　龙脷叶9克

紫菀6克　　陈皮5克　　法半夏6克　　茯苓9克

甘草5克

3剂，每日1剂，水煎2次，早晚分服。

另取西青果9克，含服，每次1枚，每日4次。

7月14日二诊：患者咳嗽减轻，声音略开，睡眠亦有好转。双侧声带

稍厚，右侧中部水肿肥厚。照上方继服3剂。

7月18日三诊：患者仍有声嘶，咳嗽已止，胃纳、睡眠均正常。治宜养阴敛肺，通窍开音。

处方：生地黄12克　　玄参9克　　　麦冬12克　　桔梗9克
　　　　甘草6克　　　　蜡梅花9克　　龙脷叶12克　乌梅3克
　　　　远志6克　　　　石菖蒲6克　　蝉蜕9克　　　人参叶9克

4剂，每日1剂，水煎2次，早晚分服。

7月28日四诊：服上药后，患者症状大为好转，能讲话，声音较前响亮得多，遵上方续治。

8月12日五诊：患者病情继续好转，声音稍有嘶哑。

处方：干地黄12克　　玄参9克　　　麦冬9克　　　石菖蒲6克
　　　　蝉蜕9克　　　　人参叶6克　　远志9克　　　桔梗9克
　　　　甘草6克　　　　诃子6克　　　僵蚕6克　　　紫苏子5克
　　　　乌梅3克

5剂，每日1剂，水煎2次，早晚分服。

9月27日六诊：患者声音响亮，已接近正常，只于劳累后稍差些。在某医院检查，双声带稍粗，闭合活动好，继续以养阴润肺之剂调理。

按：本例之病因颇复杂，患者因痰湿结聚、声门开合不利而声嘶，在手术创伤和各种药物之副作用下，声嘶更加严重，咳嗽有痰，消化和睡眠均受影响。辨证为阴虚挟痰湿，阴虚故夜不能眠，脉细；形体肥胖，咳嗽有痰，胃口差，苔厚、白而微黄，为痰湿壅滞之表现。以养阴润肺、健脾化痰为治则，用干地黄、麦冬、白芍养阴，百合、甜桔梗、龙脷叶润肺止咳（百合兼能安神），五味子敛肺安神，党参、茯苓、陈皮、法半夏、紫菀健脾化痰。至三诊时患者咳嗽已止，饮食睡眠均好，唯仍声嘶，检查见声带水肿肥厚，考虑为痰湿未化，乃加重祛痰敛肺、通窍开音药物，仍以玄参、生地黄、麦冬养阴，桔梗、甘草、人参叶利咽开音，远志、石菖蒲辛温芳香，以开窍并祛痰化浊，用于声嘶伴有声带水肿尤宜，蜡梅花清热理气活血，紫苏子降气消痰，僵蚕化痰散结，乌梅、诃子收敛肺气，共奏养阴润肺化痰开音之功，治疗两月终获痊愈。此病案给我们以养阴法和化痰法同用的启示。

（此文刊登于《老中医医案医话选》）

第十二节　益气固肾、清热利湿法治愈脾瘅

朱××，女，67岁，德国籍，大学教师，1970年9月初诊。

主诉：患者口中常有甜味已两个多月，饮水亦觉水有甜味，食管和胃部有不适感，经常恶心，胃纳很差，胃中饱滞，每天只能在晨间吃一个鸡蛋和半杯白粥，整天不再需要进食。近十多天发热，体温为37.5～39℃，伴尿频尿急。有胃病史，发作时要服用苏打片。大便经常秘结，十几年来靠服芦荟丸才能解出大便。夜睡不宁，易惊醒，有时睡眠中遗尿，黎明前有恐怖感。精神疲乏，嗜卧床，头脑欠清醒，讲话词不达意，不愿进食。过去嗜食糖，近两月患病后拒绝食糖，不肯服食甜味、苦味和辣味的药品，也拒绝住院治疗。曾请西医治疗未效，特请中医诊治。

诊查：舌淡红、质嫩，苔薄白，脉细弱。

辨证：心脾肾虚，膀胱湿热。

治法：益气固肾，清热利湿。

处方：吉林参9克　　　五味子6克　　　怀山药15克　　　茯苓15克

　　　　芡实12克　　　谷芽9克　　　　麦芽9克　　　　生薏苡仁12克

　　　　冬瓜仁12克　　白茅根15克　　龙脷叶12克　　金银花12克

　　　　浮小麦15克

6剂，每日1剂，水煎2次，早晚分服。

服上方药6剂后，患者体温恢复正常，尿频尿急消失，各种症状减轻。以上方去金银花、龙脷叶、白茅根等清热利湿之品再服。3周后患者

诉口中已无甜味，食管和胃部不适感已消失，食欲大增，不用服芦荟丸即可自行解出大便，每晚睡七八个小时，黎明前恐怖感消失。精神、体力均好转，可慢步行走，记忆恢复。

按：这是一个令医者颇为费思量的外国籍老年女患者。口有甜味证属"口甘"，临床并不多见，又称脾瘅。《素问·奇病论》云："此五气之溢也，名曰脾瘅。夫五味入口，藏于胃，脾为之行其精气，津液在脾，故令人口甘也，此肥美之所发也，此人必数食甘美而多肥也。"本例患者素有胃病，长期便秘，脾胃不健，芦荟一药味极苦，性极寒，主消不主补，长久服之，正气便遭削伐；复因嗜食糖而热蕴脾胃，发为口甘。因患者年近古稀，患病日久，进食甚少，脾胃亏损已极，伤及心肾，心气虚而神明乱，头脑欠清，词不达意，肾气虚则精气怯，而见小便失禁和黎明前恐怖感，近十日来又兼膀胱湿热而见发热尿频尿急。《黄帝内经》云"得神者昌，失神者亡"，故此病为心脾肾皆虚极而致的"口甘"重症。

《黄帝内经》言脾瘅一证"治之以兰，除陈气也"，此乃以芳香辟浊治脾瘅的常法，但对气虚阴亏者却不相宜，乃根据患者的实际情况，立扶元益气、固肾安神、清热利湿之法；又考虑患者进食甚少，不肯进食甜、苦、辣味药物的特点，乃精选一些味道能为患者接受而又有营养作用的药物，以人参补益心脾，五味子涩精固肾，浮小麦养心宁神，怀山药、茯苓、芡实、谷芽、麦芽健脾开胃，金银花、龙胆叶清热，生薏苡仁、冬瓜仁、白茅根淡渗利湿，遂获得完全治愈的良好效果。为此外籍教师疾病获中医药治愈一事，该教师所在大学特意来信表示感谢。

（此文刊登于《中国现代名中医医案精华》）

第十三节　滋阴清热法治疗口糜

蔡××，男，24岁，1978年10月9日初诊。

主诉：患者口腔溃烂疼痛五月余，此起彼伏。起病前口内有胶黏感觉，进饮食时疼痛难忍，只能食稀粥。睡眠不宁、有梦，大便烂，每日1次，小便如常。以前曾发作过1次，治疗3个月方愈，此次发病迭经治疗未效。

诊查：口腔黏膜溃疡共16处，患处红肿。

辨证：虚火上炎。

治法：滋阴清热。

处方：

干地黄12克	玄参12克	麦冬9克	女贞子9克
墨旱莲9克	白芍9克	牡丹皮6克	五倍子3克
白术9克	陈皮5克	甘草6克	

每日1剂，水煎2次，早晚分服。

另用菊花、桑叶、蒲公英、板蓝根、甘草、诃子各6克，每日1剂，煎水含漱数次。

10月16日二诊：服上方6剂，口痛已除，能吃饭，但胃纳不好，饭后腹胀，大便烂。查口腔黏膜仍红肿，溃疡未愈合。

处方：

党参12克	白术9克	茯苓9克	炙甘草3克
陈皮6克	五倍子3克	干地黄12克	玄参9克
女贞子9克	白芍9克	石斛9克	

每日1剂，水煎2次，早晚分服。

10月23日三诊：患者服上方药五剂，溃疡全部愈合，胃纳好，能食饭一碗多，予下方善后。

处方：党参12克　　白术9克　　　茯苓12克　　　炙甘草3克

　　　怀山药12克　　沙参12克　　　玉竹12克　　　百合12克

　　　石斛9克　　　麦冬9克

按："口糜者，口疮糜烂也"，其病机有心热、肺热、膀胱热移热于小肠，阴亏火旺，中气不足、虚火上泛等多种，治疗上有清热、利湿、滋阴、益气等各法。本例患者脾虚水泛、湿郁化热、虚火上炎，发为口糜，先予滋阴清热，使虚火下降而痛止。然脾经水湿未去，病仍不愈，再用健脾养阴之剂，溃疡乃愈。最后以健脾养胃药健运脾胃、升清降浊，水湿不能停留，即可避免口糜复发。方中所用五倍子，《本草衍义》载其"口疮，以末掺之"，它味酸，性平，无毒，含大量五倍子鞣酸。鞣酸对蛋白质有沉淀作用，黏膜溃疡接触鞣酸后，其组织蛋白质即被凝固，形成一层被膜而呈收敛作用，可止痛和止泻，乃治口疮之要药也。又用桑叶、菊花、蒲公英、板蓝根、诃子、甘草煎水含漱，有清热解毒、消肿收敛的作用，亦属必不可少。

（此文刊登于《中国现代名中医医案精华》）

第十四节　疏风化瘀散结治愈口眼㖞斜

谭××，女，26岁，1981年3月1日初诊。

主诉：患者右侧颈部疼痛9天，鼻塞、流涕5天，3天前起右耳疼痛，口角㖞斜，右眼睑不能闭合。胃纳正常，二便调，月经正常。曾于某医院诊断为右侧面神经麻痹并用泼尼松治疗。

诊查：患者右颊部肿胀，右侧额纹消失，右鼻唇沟变浅，口角向右下㖞斜。双侧外耳道、鼓膜、鼻腔和鼻咽均无异常，右颈部有一肿大的淋巴结，触之疼痛。舌淡红，苔薄白，脉弦细。

辨证：风痰阻络。

治法：疏风化瘀散结。

处方：　荆芥9克　　　防风9克　　　桑叶9克　　　菊花9克

　　　　　连翘9克　　　忍冬叶9克　　板蓝根9克　　牛蒡子9克

　　　　　玄参12克　　　赤芍9克　　　天花粉9克　　浙贝母9克

　　　　　甘草5克　　　桔梗9克

每日1剂，水煎2次，早晚分服。

3月3日二诊：患者右颈淋巴结稍缩小，右耳疼痛减轻，舌脉如前。以上处方去牛蒡子、玄参、赤芍、浙贝母，加黄芩9克、车前子9克，水煎服，4剂。

3月7日三诊：患者诸症俱减，但难入睡，判断与服过泼尼松有关，现已经停服。

处方： 生地黄15克　　麦冬12克　　白芍12克　　天花粉12克

菊花9克　　　钩藤12克　　金银花12克　桑白皮12克

荆芥9克　　　防风9克　　　甘草6克　　　桔梗9克

3剂。每日1剂，水煎2次，早晚分服。教临睡前做放松功。

3月10日四诊：患者右颊肿胀减轻，颈淋巴结肿痛消失，做完放松功后易入睡，以上方去桑白皮、荆芥，加太子参12克、香附9克。

3月13日五诊：患者右颊肿胀消退，面部肌肉渐能活动，以陈皮5克易天花粉。

3月15日六诊：患者右眼上、下眼睑能闭合，以玉竹15克易钩藤，再服3剂。

按： 口眼㖞斜而目不能合者，称为口眼㖞斜，古书认为多由风痰阻于经络而致，常用牵正散之类的辛温祛风除痰剂治疗。本病例起病时鼻塞流涕，为外感风邪，颈部淋巴结肿痛为痰热互结，脉细为素体阴虚。处方予解表清热、化痰散结之剂，二剂效显，后因服泼尼松而难入睡，乃用生地黄、麦冬、白芍养阴，又教做放松功，使虚火下降；肌肉为脾所主，故加入太子参、陈皮、香附、玉竹等健脾理气养阴，经治18天而愈。

（此文刊登于《中国现代名中医医案精华》）

第十五节　滋阴养血法治愈面痛

黄××，男，44岁，大学教师，1982年10月8日初诊。

主诉：患者从1982年1月起左侧下牙龈疼痛，以7、8臼齿部位最甚，牵及左下唇，局部有触电感和肌肉抽搐，流涎，流泪，每日发作五六次，每次持续约十分钟，常因讲话和吃饭而诱发，无法讲课，苦不堪言。只能喝稀粥，疲劳时疼痛发作更频。曾经两医院神经科诊断为"三叉神经痛"，封闭治疗仅能止痛2小时，现依赖服卡马西平片止痛，一停药面痛即发作。

诊查：胃纳正常，二便调，常于凌晨醒后难以再入睡。平素不耐受寒凉及辛燥食物。舌淡红，苔薄白，脉弦细。

辨证：虚火上攻颜面。

治法：滋阴养血，清肝疏风。

处方： 生地黄15克　　女贞子12克　　怀山药15克　　茯苓12克

牡丹皮9克　　泽泻9克　　　杭菊花9克　　麦冬12克

钩藤12克　　桑叶9克　　　郁金9克　　　白芍12克

白芷9克

4剂。每日1剂，水煎2次，早晚分服。

10月15日二诊：患者症状未见改善。面痛以夜间为甚，问诊中获悉患者长期工作紧张，教课忙碌，曾有痔疮，经常出血，即悟出此证为阴血暗耗，导致虚火上炎颜面作痛，遂更改处方。

处方： 生地黄15克　　女贞子12克　　怀山药15克　　茯苓12克

熟地黄15克　　白芍12克　　制首乌15克　　桑寄生15克

郁金9克　　　枸杞子12克　　沙参12克　　麦冬12克

石斛12克

每日1剂，水煎2次，早晚分服。

11月5日三诊：患者服上方药10剂，面痛渐减，已不必每日服用卡马西平片。继续服上方药至12月，仅于夜间少许面痛，每晚能睡六个小时左右，已停服卡马西平片，再予上方加减治之。

1983年2月4日患者来诉：面痛仅每周发作一两次，发作时疼痛轻微，夜间面部有少许不适感。嘱继续服中药并注意休息，以图痊愈。

按： 三叉神经痛，属中医学"面痛"范畴。面痛皆因于火，然又有虚实之别。初诊投以滋阴清肝、祛风止痛之剂，效果不显。详察证候细思病机，辨明此证实为阴血亏虚，遂撤去祛风清热之品，增加滋阴养血之味，方药对证，阴血得复，虚火自降，面痛渐愈。西药卡马西平片，虽有暂时止痛之功，然无治本之力，且可有头晕、嗜睡、出皮疹、白细胞减少、共济失调和胃肠道反应等副作用，服之乃无奈之举。现中药治疗有良效且无副作用，爰录之。

若干年后，笔者遇到一例来自外地的患三叉神经痛的老年农妇，也是久经求医未愈，痛苦非常，要求住院治疗。详细问诊获悉患者几十年前曾患过疟疾，后来用一担谷子换取几片奎宁而治愈。受杨志仁上述病案启发，悟出此人是久患疟疾血分受损，遂以养血息风降火为治则，一举解决问题。

（此文刊登于《中国现代名中医医案精华》）

第十六节　肥胖、闭经

吴××，女，39岁，工人。1972年9月12日初诊。

主诉：身体异常肥胖5年左右，闭经、浮肿1年多。

现病史：患者从1966年起渐见肥胖，体重从77.5千克增至85千克左右。1971年1月起出现闭经，每次经期前血压上升到180/110毫米汞柱，经期过后血压又稍低于平常。7月出现双下肢轻度浮肿，渐及上肢及全身。经常自觉头晕、头痛、腰痛、心悸、气促、疲乏，不能胜任日常工作。食欲亢进，常感饥饿。尿频量多，每晚夜尿5～6次，大便正常。睡眠多梦易醒。曾用人工周期疗法、埋线、"六二六"医疗机等治疗，并用甲状腺素等各种中西药物处理，但1年来均未见效。

以往一贯月经量较少，周期正常。1964年结婚，未孕。曾有肾炎病史。

诊查：身高162厘米，体重85.5千克，呈对称性肥胖。全身轻度浮肿，毛发女性型，腋毛稀疏，皮肤未见痤疮及紫纹。肺无异常。心率70次/分，律整。未闻明显病理性杂音。腹软，肝脾未触及。血压168/108毫米汞柱，余未见明显异常。舌淡红，苔薄白，脉细。尿常规正常。24小时总尿量1980毫升。17-酮类固醇24.3毫克。血总胆固醇1.67毫克/毫升，基础代谢率+22.5%。妇科检查未见异常。子宫内膜病理活体组织检查报告为慢性子宫内膜炎。未见结核病变。X线检查，蝶鞍照片未发现明显X线病理现象。

辨证：根据患者肥胖、闭经和全身症状综合分析，属肾精亏损。

治法：补肾法为主。

处方： 熟地黄15克　　五味子9克　　　怀山药12克　　菟丝子12克

　　　　　枸杞子12克　　制首乌12克　　淫羊藿12克　　锁阳12克

　　　　　续断12克　　　狗脊12克　　　杜仲12克

每日1剂，水煎2次，早晚分服。

嘱患者每天分次散步共1小时以上，适当调节饮食，每餐饭量控制在大米200克（4两）左右，不足部分由蔬菜补充。

经治疗后，患者肥胖减轻，体重下降，月经来潮，水肿减退，血压下降，诸症好转。复诊时随证加入牛膝、车前子、香附、茺蔚子、泽泻、茯苓等。两个月后，患者体重下降至75千克左右。血压110/70毫米汞柱，稳定。月经每月1次，量较少。水肿、头晕、心悸等症状均消失。走路较以前轻快，但仍有轻微气促，食欲正常，睡眠好。每夜小便1~2次，能恢复全日工作，取得近期疗效。但体重仍未下降至正常，以后间断服用中药调治。

按：人体脂肪贮量显著超过正常人的一般平均量时称为肥胖。贮于皮下的脂肪约占人体脂肪总量的50%。判断脂肪的多少可观察皮下脂肪的分布、厚度和体重的增加，通常以体重超过正常标准体重的20%为肥胖，但应注意与肌肉过度发达或水肿相鉴别。

早期肥胖往往不能引起患者的重视，在其他症状出现时患者才会去就诊。临床上肥胖分为单纯性肥胖和神经-内分泌性肥胖。前者多因体质因素或过食引起，后者与中枢神经-内分泌系统的病变有关，且常伴有自主神经-内分泌功能失调现象。根据本例患者的肥胖情况分析，其肥胖是神经-内分泌系统的病变引起的。

祖国医学文献中关于肥胖的论述尚少见，但素有"肥人多痰、多湿、多气虚"的说法。细思痰、湿、气虚三者的关系，气虚是矛盾的主要方面，诸气之中又以肾气为根本。中医理论中的"肾"与现代医学中的神经–内分泌系统有某些类似之处。此病历时5年之久，患者面目虚浮，常感疲劳，脉细，均属正虚的表现，而闭经、浮肿、头晕、腰痛、夜尿多、多梦易醒等症状说明此病与肾关系密切。肾藏精，主水，司二便，外应于腰，为先天之本，肾精亏损，不能上奉，故头晕头痛，腰痛；肾气不足，水液不能蒸化，故见浮肿，夜尿多；精血亏损，肝肾不足，冲任失养，故见闭经。患者自述以前曾用人工周期疗法和桃仁、红花等破瘀通经药治疗，只产生了腹胀的感觉而未见月经来潮，更可证实此病的病机为肾虚。

中药治疗投以补肾之剂，以熟地黄、五味子、怀山药、枸杞子、制首乌填补肝肾阴精，菟丝子、淫羊藿、续断、杜仲、锁阳、狗脊壮命门之火，车前子、泽泻、牛膝利水消肿，香附、茺蔚子理气活血、调经，茯苓宁心安神。阳蒸阴化，诸症自消，说明患者的神经–内分泌失调状态已趋于正常，中药补肾法取得了调节人体神经–内分泌功能使之趋于平衡的效果。

（此文刊登于《新中医》1978年第5期）

第十七节　系统性红斑狼疮（2例）

【案一】叶××，女，28岁。1979年4月17日初诊。

主诉： 患者七年前起有间歇性关节疼痛、低热和心悸。当时是"知青"在农村诊为风湿性关节炎和风湿热。1978年10月发现双下肢浮肿，在广州某医院住院检查诊断为"系统性红斑狼疮"。有心、肝、肾损害，使用大剂量肾上腺皮质激素治疗后，症状改善出院。现心悸，疲乏，眼睑沉重不愿睁开，全身肌肉关节疼痛，午后体温上升至38℃左右，晚间又恢复正常。睡不安宁，胃纳好，二便调，月经常推迟，3月份曾来潮1次。现使用地塞米松1.5毫克/日。

诊查： 满月脸，脸部、背部布满红色"痤疮"样皮疹，心律100次/分，律整，双下肢浮肿（＋），舌边红，苔薄白，脉细数。谷丙转氨酶453单位，肝功能检查其他项目正常，血沉31毫米/时。

辨证： 阴虚火旺，风湿热痹。

治法： 中药滋阴清热利湿，西药泼尼松按计划逐步减量。

处方： 生地黄30克　　桑枝30克　　土茯苓30克　　玄参24克

麦冬15克　　板蓝根15克　　牡丹皮12克　　赤芍12克

防己12克　　丝瓜络12克　　薏苡仁18克　　黄芩9克

以上方为基础，随证加入女贞子、地骨皮、蒲公英、绵茵陈、忍冬藤、墨旱莲等，每日1剂，水煎2次，早晚分服。

5月二诊：患者服药月余，体温基本正常，精神好转，症状减轻，面部皮疹红色变淡，仍觉疲倦、身酸痛。大便硬，多梦。谷丙转氨酶降至308单位。

教做松静功，每日3次，每次5分钟。

处方：沙参12克　　　玄参12克　　　白芍12克　　　玉竹15克

生地黄15克　　　桑寄生16克　　　怀山药15克　　　麦冬9克

丹参9克　　　制首乌9克　　　桑椹9克　　　女贞子9克

甘草6克

每日1剂，水煎2次，早晚分服。

7月三诊：患者服上方药至7月中旬，症状继续改善，面部皮肤较前光滑，皮疹红色减退，谷丙转氨酶217单位。改用下方。

处方：党参12克　　　白术12克　　　茯苓12克　　　制首乌12克

枸杞子12克　　　菟丝子12克　　　熟地黄12克　　　鹿衔草12克

炙甘草3克　　　陈皮6克　　　怀山药15克　　　桑寄生15克

每日1剂，水煎2次，早晚分服。

其后患者两次感冒，发热咳嗽，遂停用上方，予辛凉解表剂。

9月四诊：患者于9月中旬完全停用激素后，出现少许身痛，头昏，怕冷，多梦、易惊醒，半夜三更喷嚏发作。血沉25毫米/时，谷丙转氨酶正常，抗核抗体阴性。守上方酌加怀牛膝、丹参、杜仲、锁阳、覆盆子等。

12月五诊：患者喷嚏停止，身痛减轻，面部皮肤接近正常，闭经7个月后分别于10月和12月月经来潮1次。嘱患者每天散步半小时，做松静功3次，每次25分钟。仍守上法处方。

1980年3月六诊：患者病情出现反复，疲乏，双脚浮肿，尿蛋白（+++）。西医嘱每日服泼尼松20毫克。

处方：太子参15克　　　怀山药16克　　　车前子15克　　　生地黄18克

冬瓜仁18克	生薏苡仁18克	女贞子12克	泽泻12克
土茯苓30克	牡丹皮9克		

每日1剂，水煎2次，早晚分服。

治疗10天后，浮肿完全消退，神疲乏力，尿蛋白阴性。渐减强的松用量。以上方加枸杞子、麦冬各12克、五味子6克继续服用。

5月七诊：患者诉心悸、手痹，查血沉24毫米/时，谷丙转氨酶375单位，心电图报告：窦性心动过速、心肌劳损。改予下方。

处方：
太子参15克	土茯苓15克	五味子6克	甘草6克
陈皮5克	麦冬9克	白芍9克	香附9克
佛手9克	郁金9克	干地黄9克	枸杞子9克

每日1剂，水煎2次，早晚分服。

7月八诊：患者服上方药两月余，心悸减，肝功能正常，已停用泼尼松。舌淡红，苔薄白，脉细。

处方：
熟地黄15克	党参15克	桑寄生15克	怀山药15克
土茯苓15克	枸杞子15克	制首乌12克	覆盆子9克
麦冬9克	白芍9克	菟丝子9克	

每日1剂，水煎2次，早晚分服。

9月8日九诊：患者自觉全身情况比去年大有改善，能做一些家务，月经每隔40多天来潮1次，仍有时头昏涨、精神欠佳。嘱开始学习简化太极拳。

此后几年，患者每日做松静功3次，简化太极拳5次，或进行新气功疗法两小时，间歇服用补肾健脾中药，不用泼尼松类西药，除有时全身轻微酸痛外，无其他不适，各项检查均无异常，能胜任家务劳动，于1983年结婚，1985年初顺产一子，母子平安。

【案二】劳××，女，26岁，已婚，1980年2月23日初诊。

主诉：患者于1977年4月因周身关节疼痛、发热、面部出现蝶形红斑而被诊断为"系统性红斑狼疮"，先后出现心脏扩大、贫血、血沉降率升高（最高为95毫米/时）、尿蛋白（++～+++）及肝功能异常等心、肝、肾损害，使用泼尼松和中药治疗病情曾好转。1979年夏天第一次妊娠，反应剧烈，孕6个月时小产，产后病情恶化，全身浮肿、气促、不能平卧，诊断为"系统性红斑狼疮（肾损害为主），心肌损害合并肺部感染，双侧胸腔积液、腹水"，经住院抢救治疗，浮肿基本消退，胸积液和腹水消失，出院并请中医诊治。现自觉口干、纳差、嗜睡。每天遵医嘱用泼尼松15毫克、环磷酰胺2片、复方降压素2片。

诊查：血压150/80毫米汞柱，双下肢有指压痕，两颊皮肤红色，舌淡红，苔白，脉细弱。

处方：

党参15克	桑寄生15克	白术12克	茯苓12克
枸杞子12克	杜仲12克	牛膝9克	陈皮9克
牡丹皮9克	泽泻9克	车前子9克	干地黄9克
知母9克	麦冬9克	炙甘草6克	

每日1剂，水煎2次，早晚分服。

患者服上方4剂，口干减，胃口好转，每餐能进米饭100克（二两），上方去干地黄、麦冬、知母。胃口欠佳时则以香附、砂仁、乌豆衣易牡丹皮、泽泻、熟地黄。治疗1个月，患者两颊皮肤颜色稍淡，已将环磷酰胺减为每日1片，中药仍守上法治疗。

4月17日二诊：患者双膝关节痛，小便短少，血压130/96毫米汞柱，尿蛋白（+++）。

处方：

生地黄30克	土茯苓30克	石斛15克	女贞子15克
桑寄生15克	墨旱莲15克	怀山药15克	牡丹皮9克

泽泻9克　　　　牛膝9克　　　　枸杞子12克　　车前子12克

每日1剂，服法同前。服上方约2个月，患者膝痛消失，两颊红色减退，双下肢无浮肿，胃纳佳，血压100/70毫米汞柱，每日服泼尼松15毫克、复方降压素1片，以上方去石斛继服。

7月12日三诊：患者面部红色继续减退，血压130/90毫米汞柱，尿蛋白（＋），已停用复方降压素。

处方： 干地黄15克　　桑寄生15克　　太子参15克　　白茅根15克

怀山药15克　　土茯苓30克　　牡丹皮9克　　　泽泻9克

牛膝9克　　　车前子9克　　薏苡仁18克　　五味子6克

教做松静功，每日做2次。

8月20日四诊：患者两颊红斑基本消退，抗核抗体1∶10，予下方。

处方： 干地黄12克　　熟地黄12克　　怀山药12克　　麦冬9克

天冬9克　　　牡丹皮9克　　泽泻9克　　　女贞子9克

土茯苓15克　　太子参15克　　桑寄生15克　　薏苡仁15克

患者持续服此方约4个月，精神好，血压130/100毫米汞柱，血红蛋白123克/升，血沉14毫米/时，尿蛋白（＋），抗核抗体1∶10。

自1981年1月起上班半天，每日服泼尼松10毫克，中药以上方加减，每日1剂。血压110/90毫米汞柱，血沉9毫米/时，尿蛋白（＋），无明显不适感。

1981年8月患者诉怀孕2个月，无不适，以上方去天冬、麦冬、干地黄、女贞子，加陈皮、炙甘草各3克，白术9克，每日1剂，仍每日服泼尼松10毫克，孕六月后逐步将泼尼松减量至每日2.5毫克。整个孕期无特殊不适，除尿蛋白（＋＋）外，产科各项检查均正常。1982年2月底足月顺产一男婴。

产后每天早上5时起床，操持家务，养育小孩，劳累时感觉腰痛，无其他不适，尿蛋白（++～+++），其他检验数值正常，每日服泼尼松5毫克。嘱患者注意节劳并予下方调治：党参、熟地黄、桑寄生各15克，白术、茯苓、制首乌、枸杞子、菟丝子、杜仲、续断、狗脊各12克，五味子6克，陈皮、炙甘草各5克。

按： 系统性红斑狼疮在目前仍是治疗比较棘手的疾病，其各个阶段有不同的表现，且与西药的副作用相互交织，情况更为复杂，似难与中医文献中的某一证完全相符。近年来杨志仁按四诊八纲辨证分阶段施治，结合体育疗法和少量西药，使患者获得不同程度的好转。如案一初诊时常有低热、全身疼痛，辨证为阴虚火旺、风湿热痹，治以滋阴清热利湿，使虚火下降，低热消失，身痛减轻，继以滋阴养血及健脾补肾法，使正气恢复、月经来潮，泼尼松的副作用消除。当撤去泼尼松后，患者出现怕冷、夜间喷嚏等阴阳俱虚的症状，遂投以滋阴助阳之剂，病情日趋稳定。1980年患者病情出现两次反复，除了使用泼尼松外，分别以利湿法治疗水肿和以养心法治疗心悸，很快控制了病情并撤除了激素，几年来患者依靠补肾健脾中药和体育锻炼，恢复了轻体力劳动。案二起病时间较长，病情几经反复，脾肾俱虚，杨志仁抓住肾为先天之本、脾为后天之本，首先以健脾利湿、滋肾降火之剂，使脾肾强健、虚火下降，当患者出现膝痛时则用养阴利湿法，重用土茯苓解毒利湿而奏效。患者病情稳定之时，使用滋肾健脾利湿法，症状进一步好转，最后又以滋肾补血药持续调理半年，气血渐足，阴阳平衡，患者症状消失，顺利度过妊娠、分娩全过程。

（此文刊登于《新中医》1985年第9期）

第十八节　健脾补肾法治疗过敏性紫癜

曾××，女，17岁，1985年就诊。

主诉：患者患过敏性紫癜两年，用激素、犀角地黄汤及脱敏疗法等治疗均未见效，从外地而来求治。

诊查：患者四肢皮肤布满鲜红色或深红色出血斑点，呈片状。患者面色红润，但精神不振、气短声低、胃脘不适，右乳房乳腺增生如块状，小便正常，大便两日一行，舌淡红，苔薄白，脉细弱。实验室检查示出凝血时间和血小板数值均未见异常。

诊断：紫癜（脾肾两虚）。

治法：补肾养血，健脾止血，停用所有西药。

处方：

熟地黄15克	女贞子9克	桑寄生15克	五味子5克
怀山药15克	茯苓12克	枸杞子12克	仙鹤草15克
制首乌12克	菟丝子12克	党参12克	白术9克
炙甘草3克	陈皮5克	阿胶9克	

3剂，每日1剂，水煎2次，早晚分服。

患者服药3剂后，紫癜明显减少，精神、胃口转佳，继用前方12剂，紫癜基本消失，继续调治1个月病愈，随访一年未见复发。

按：患者过敏性紫癜反复发作两年，屡屡出血，肝肾阴血受伤，舌淡红、脉细弱反映疾病之本质，神疲气短声低为气虚之表现，故治以补肾养阴止血为主，加入健脾益气之品以生血摄血，正中病机，药效立显。

（此文整理于1987年）

第四章 验方撷英

一、杨氏疏风清热汤

【组成】荆芥10克，防风10克，牛蒡子12克，甘草6克，金银花15克，连翘15克，桑白皮12克，赤芍12克，桔梗10克，天花粉12克，玄参12克，黄芩10克，浙贝母10克，杭菊花15克。

注：方中剂量为成人常用剂量，以下方同。

【方歌】

> 甘桔蒡芍荆防风，银翘桑白芩贝同，
>
> 花粉玄参与杭菊，头痛发热有奇功，
>
> 便秘硝黄可加入，解表攻里此方通。

【验方说明】疏风清热汤是广东省名老中医杨志仁的家传验方，是杨志仁的父亲杨梅宾由佛山喉科世医柯师母传授而得（参见第二章第二节之"戊药"），原方有十五味药（荆芥、防风、牛蒡子、甘草、金银花、连翘、桑白皮、赤芍、桔梗、天花粉、玄参、当归尾、川芎、白芷、大黄），辛温辛凉药并用，集疏风清热、活血消肿药于一方，专治外感咽喉疾病。后来杨志仁从临床实践中体会到南方人的咽喉病以热证和阴虚证居多，且当归味辛性燥，对咽喉易有刺激，遂将原方当归尾、川芎、白芷三味舍去，又用黄芩（专入上焦）易大黄（免苦寒降泄太过），再加入浙贝母增强散结之力，另将大黄、芒硝两味列为加减备选，使该方的适应证更广、疗效更佳。此方屡用屡验，历时至今已有百年以上，20世纪50年代杨志仁在编写全国中医喉科教材的时候将其公开，后被历次的全国中医喉科教材所选用。

此方用于风邪外侵、肺经有热之证，表现为咽部干燥灼热、微痛、吞咽不利，其后疼痛逐渐加重，有异物阻塞感，检查见咽部红肿，悬雍垂色红肿胀，咽后壁淋巴滤泡红肿如颗粒状突起，或有扁桃体红肿脓点，或有声音嘶哑、流鼻涕、咳嗽黄痰等，或伴有发热、恶寒、无汗、头痛、身痛等症状，舌质红，苔薄白或微黄，脉浮数。此方亦可以加减用于病机相同的其他急性感染（如鼻炎、气管炎、中耳炎等）。

【加减法】咳嗽痰多，宜加前胡、百部各10克以宣肺化痰止咳；若声音嘶哑宜加千层纸、蝉蜕各6克，以散邪开音；若咽部干燥明显，宜加知母10克以清热生津；若有鼻塞流涕，可加入辛夷花、苍耳子等；若耳部胀痛，可加入柴胡、钩藤、车前草等；视患者大便情况调整牛蒡子、玄参、天花粉等药的分量；如感受风寒较重，头痛剧烈，亦可酌情采用柯师母原方。

本方使用时要注意其适应证是邪在肺经，属表实热证，如有表虚自汗，或体质阴虚，汗出而邪不解者，或有邪在半表半里，有呕吐、泄泻等证候者均非所宜。

二、杨氏养阴清热汤

【组成】干地黄15克，玄参9克，麦冬9克，白芍9克，牡丹皮9克，甘草6克，天花粉9克，桔梗9克，沙参12克，丹参9克，玉竹12克，桑白皮12克，水煎服。

【验方说明】此方养阴清热、润肺化痰、活血祛瘀，用于肺胃阴亏、虚火上炎，咽部干燥疼痛或有异物感，咳吐痰涎，舌红苔少，脉象细数或弦等症。

本方为喉科常用方剂之一，方中用干地黄、玄参养阴清热，沙参、麦冬、玉竹滋润肺胃阴液，桑白皮、天花粉清肺化痰，甘草、桔梗解毒利咽，白芍敛阴和营泻热，牡丹皮、丹参活血祛瘀。

三、杨氏消痈汤

【组成】蒲公英15克，金银花15克，黄芩12克，连翘12克，车前草30克，白芷10克，浙贝母12克，玄参12克，生地黄15克，赤芍12克，当归尾5克，皂角刺10克，穿山甲10克，天花粉15克，桔梗10克，生甘草3～10克。每日1剂，水煎2次分服，体壮病重者可以每日2剂。

注：按照国家有关规定，穿山甲不再列入药用，需用其他功效相似的药物替换。下同。

【验方说明】此方乃广东省名老中医杨志仁治疗喉痈及其他痈疮最常用的验方，笔者继承先父经验在30年的临床实践中多次使用，屡用屡验。

杨氏消痈汤是由古方仙方活命饮加味而成，具清热解毒、活血排脓之功，对痈疮之未成脓者能消，已成脓者能溃，无论喉痈的哪一个阶段，都可以本方加减化裁治疗。据中医耳鼻喉科名师干祖望先生报道，仙方活命饮用于扁桃体周围脓肿，发病24小时以内者消散率为100%，发病48小时以内者消散率为90%，发病72小时内者消散率接近50%。杨氏在仙方活命饮中加入治疮疡要药蒲公英，清热解毒而不伤胃气；又重用性味甘淡的车前草清热利湿排脓，使祛邪之力倍增却无损正气。临床使用时疼痛甚者可加入延胡索10克，能喝酒者加入白酒一匙效果更好；大便秘结者，宜选加生大黄12克（后下）以通腑泄热；痈溃后可减去穿山甲和皂角刺。临床实践表明，凡使用杨氏消痈汤内服，配合穴位刺血、局部放脓、含漱、适当补充体液的治法，大多数的喉痈患者都能迅速痊愈。

四、杨氏清热开音汤

【组成】薄荷5克，荆芥5克，甘草5克，桔梗10克，金银花12克，连翘12克，牛蒡子10克，蝉蜕6克，桑叶15克，浙贝母12克，板蓝根15克，木蝴蝶6克。

【验方说明】本方用于外感风热之邪，咽喉干痒、咳嗽，喉内灼热疼痛，声音嘶哑，声出不利，咯痰，并见发热、恶寒、头痛、肢体倦怠、骨节疼痛等。

五、杨氏泻火开音汤

【组成】玄参10克，麦冬10克，桑白皮12克，黄芩10克，甘草6克，马勃10克，瓜蒌皮10克，胖大海15克，桔梗10克，木蝴蝶6克，车前草15克，蜡梅花10克。

【验方说明】此方用于声嘶日久，较严重，咳嗽痰黄稠多，口苦口渴，大便秘结，舌红，苔黄，脉数有力。可加蝉蜕6克以开音，便秘或痰多者可选加牛蒡子10克、冬瓜仁15克。

六、杨氏祛寒开音汤

【组成】荆芥10克，防风10克，桔梗12克，甘草5克，僵蚕10克，陈皮5克，北杏仁10克。

【验方说明】此方适用于感受风寒而见声音嘶哑重浊，口淡不渴，恶寒重，面色白，舌淡，苔薄白润，脉浮。紫苏梗、生姜、大枣可酌情加入。

七、杨氏清燥开音汤

【组成】桑叶15克，菊花15克，玄参10克，桔梗10克，甘草10克，北沙参15克，麦冬10克，玉竹15克，天花粉12克，龙脷叶15克，胖大海15克。

【验方说明】此方用于气候干燥季节或过食辛燥食物之后，声音嘶哑，口鼻干燥，干咳，口干喜饮，大便干燥，舌红，苔薄白干，脉细数。蝉蜕、人参叶、木蝴蝶可酌情加入。

八、杨氏养阴开音汤

【组成】百合15克，干地黄15克，天冬10克，麦冬10克，北沙参15克，明党参10克，玉竹15克，甘草5克，女贞子10克，乌梅20克，人参叶15克，诃子10克。

【验方说明】此方用于肺肾阴虚，讲话费力不能持久，声音低沉嘶哑，日久不愈，劳累多讲后症状加重者。虚火上炎者，加黄柏6克、知母10克以降火坚阴，有血瘀表现者须加活血化瘀药如茜草10克、牡丹皮10克、川红花3克等，滋阴药物使用时须注意胃肠消化吸收功能，如大便烂者去干地黄和天冬。

九、杨氏益气开音汤

【组成】黄芪15克，党参15克，白术10克，五味子6克，麦冬10克，陈皮3克，法半夏10克，怀山药15克，百合15克，玉竹15克，枸杞子10克，诃子10克。

【验方说明】此方适用于体弱之人或过服寒凉药物者，声嘶日久、声音低沉细微，劳则加重，讲话费力不能持久，少气懒言，倦怠乏力，纳呆便溏，声带松弛、闭合不全，舌体胖，苔白，脉虚弱。忌用苦寒和咸寒的药物，开音药亦不宜过量，否则耗伤元气反为不妙。

十、杨氏理气开音汤

【组成】紫苏梗10克，香附10克，陈皮5克，石菖蒲10克，甘草5克，茯苓15克，郁金10克，桔梗10克，麦冬10克，白芍10克，法半夏10克，木蝴蝶10克。

【验方说明】此方适用于声嘶日久，喉内不适，讲话费力，有异物感，常作"吭喀"以清嗓，胸闷、恶心，声带肿胀肥厚，黏痰附着，有小结或息肉，舌苔白腻，脉弦缓。痰多气逆者以紫苏子10克易紫苏梗，脾虚气弱加党参15克、白术10克，痰湿重加车前子10克、薏苡仁15克，滋腻药物宜慎用。

十一、杨氏活血开音汤

【组成】三七10克，生地黄12克，天花粉10克，赤芍10克，牡丹皮10克，茜草10克，蜡梅花10克，桔梗10克，甘草5克，蝉蜕10克，车前子10克。

【验方说明】此方适用于声嘶有瘀血见证者，亦可选加郁金、玄参、丹参、路路通、血余炭、石菖蒲等。

根据笔者的临床经验，一个慢性喉炎的患者既可能存在一种病因病理，亦可能同时存在多种病因的作用和多种病理变化，故诊治时宜细心辨析，用药后随时观察患者的反应，既注意解决矛盾的主要方面，又要兼顾矛盾的次要方面。使用药物时应注意患者的消化功能，如大便稀溏者忌用滋腻之品；用药滋阴时要兼顾脾胃运化，用药行气时注意勿伤阴液；对于患病时间长，有血瘀表现者可于方药中随证加入活血化瘀药，往往大有裨益。本方多适用于发病时间比较长的患者，往往需要治疗较长时间方能有较明显效果，这一点应向患者解释清楚，使之配合治疗。

十二、杨氏化瘀通窍汤

【组成】生地黄12克，赤芍12克，三七9克，丹参12克，桔梗12克，青皮9克，路路通12克，黄芪15克，白芷9克，水蛭6克，辛夷花9克，苍耳子9克。

【验方说明】此方适用于慢性肥厚性鼻炎患者或药物性鼻炎患者，可选加蝉蜕10克、地龙干9克。

根据笔者的经验，慢性鼻炎患者如果长期使用鼻炎净等滴鼻剂会引起药物性鼻炎，持续性鼻塞无法缓解，中医药治疗有较好的效果。首先要与患者说明情况，指导患者戒除使用鼻炎净的习惯（暂时给予1%麻黄素滴鼻液或中成药制剂滴鼻以缓解鼻塞，尽可能不用或少用鼻炎净），同时给予点灸治疗或耳穴贴压，内服杨氏化瘀通窍汤加减，方中水蛭一药至关重要，必不可少，使用该方坚持治疗一段时间多能告愈。杨氏化瘀通窍汤也可以加减运用于耳鼻咽喉科有血瘀证候的疾病。

十三、杨氏益气敛涕止嚏汤

【组成】党参15克，麦冬10克，五味子6克，怀山药15克，炙甘草10克，金樱子15克，乌梅20克，牡丹皮10克，牡蛎30克，蝉蜕6克，路路通10克，芡实15克，桑螵蛸10克。

【验方说明】胃肠功能好者可加制首乌10克、熟地黄12克，气虚甚者加黄芪或五爪龙15克，大便难者加麦芽30克。

根据笔者的经验，清涕乃人体阴液之一，本应由气来固摄而不会溢出体外，喷嚏频作为肺气耗散之表现。清涕长流是气虚不能固摄阴液所致，气阴耗伤互为因果令此病难以痊愈。针对气阴耗伤的病机应该按照"虚者补之、散者收之"的原则，用益气收涩的药物来打断气阴耗伤的恶性循环；益气用甘温，收涩用酸敛，酸甘合用可以化阴。基于上述理论，同时还考虑到现代人生活紧张、睡眠不足易有虚火上炎，南方人因使用空调制冷抽湿而易发生燥邪伤肺阴等情况，故而拟定杨氏益气敛涕止嚏汤。笔者又从生活实践体会到，空调的功能有"制冷"和"除湿"之区别，使用"制冷"功能时，其除湿效果要强于"除湿"功能，对呼吸道的损害比较大，因此建议通常使用"除湿"功能，并控制温度使之不要太低，或者同时使用雾化器加湿空气，以保护呼吸道黏膜的正常生理功能。

十四、杨氏清窦排脓汤

【组成】金银花15克，蒲公英15克，连翘10克，黄芩10克，葛根20克，桔梗10克，甘草5克，天花粉12克，赤芍10克，薏苡仁15克，苍耳子10克，白芷10克。

【验方说明】此方适用于急性鼻窦炎或慢性鼻窦炎证属上焦风热者，鼻塞流脓涕量多，或臭或带血，头痛，嗅觉差，发热恶寒，身倦等。若头昏头重，体倦，脘胁胀闷，食欲不振，小便黄，大便烂，舌质红，苔厚黄腻，脉濡或滑数，为湿热偏重，可去金银花、天花粉，加用藿香10克、厚朴10克、车前草15克。

根据笔者的经验，急性鼻窦炎多发病在感冒后期，发病部位多在阳明经脉循行部位，主要表现为鼻流脓涕，辨证应为病邪由肺经进入阳明脾胃，病理变化是热毒为患、化腐酿脓，杨氏清窦排脓汤可清热透表、解毒排脓、芳香通窍，临床效果非常显著，如能配合洗鼻法（用2.5%的温盐水效果较好）、滴鼻法、点灸法、耳穴贴压法则更妙。

十五、杨氏漱口方

【组成】荆芥18克，防风18克，薄荷12克，金银花60克，甘草18克。水煎2次，混匀含漱，每日次数不拘。

【验方说明】此方可清热消肿、祛风止痛，用于咽喉、口腔红肿热痛，或有糜烂、脓液、白膜。

十六、杨氏止血生肌散

【组成】三七、白及等分研末，每次服3克，每日服2~3次。

【验方说明】此方有活血化瘀、止血生肌的作用，可用于咽喉结核、支气管扩张等病症见咯血者，可以服用较长时间，也可以配合其他药物使用。

十七、杨氏清肺止衄汤

【组成】桑白皮15克，地骨皮12克，黄芩10克，桔梗10克，甘草6克，连翘15克，白茅根30克，侧柏叶15克，杏仁10克，芦根12克，仙鹤草15克，前胡12克。

【验方说明】此方适用于鼻出血属于肺经热盛者，多伴有急性上呼吸道感染，症见鼻血鲜红，伴有发热、气促，咳嗽痰黏、口渴或有大便秘结。大便秘结者加用生地黄15克。

十八、杨氏遗尿丸

【组成】党参270克，熟地黄270克，黄芪270克，桑螵蛸240克，益智仁240克，关沙苑子180克，菟丝子180克，金樱子150克，制首乌150克，五味子150克，仙茅90克，巴戟天90克，覆盆子90克，补骨脂30克。蜜制小丸，分为180包，每日服2次，每次1包。

【验方说明】遗尿，是指三周岁以上小儿在睡眠中小便自遗、醒后方知觉的一种病症，其发生多由于肾气不足、下元虚寒，或由于病后体质虚弱而致。其病理主要与肾和膀胱有关。此方是广东省名老中医杨志仁在长期临床实践中治疗遗尿症取得良效的一条验方。

此方适应于患儿面色㿠白，神倦无力，食少，自汗或盗汗，小便清长或频数或遗尿，大便溏，舌质色淡，脉缓或沉迟。成年人脾肾虚寒、夜尿频多或具有相同病机的患者也可以使用此方。如有感受外邪、发热、食滞等情况则应停止服用。

十九、过敏性紫癜方

【组成】熟地黄15克，女贞子9克，桑寄生15克，五味子5克，怀山药15克，茯苓12克，枸杞子12克，仙鹤草15克，制首乌12克，菟丝子12克，炙甘草3克，陈皮5克，阿胶9克。

【验方说明】此方用补肾健脾法治疗过敏性紫癜，取得可重复验证的疗效。东莞市中医院何世东医师学习此方后，治疗过敏性紫癜20例（全部停用激素和抗过敏药，其中8例曾使用激素3周以上，效果欠佳），其中伴关节痛者3例，伴消化道出血者4例（其中2例大出血，需配合输血），伴肾损害者7例（其中肾功能不全者2例），伴腹痛者2例，伴浮肿者3例。紫癜成片者加仙鹤草、墨旱莲，腹痛者加香附、木香，浮肿者先去阴柔之品合用五皮饮，消化道出血者加用碳类止血药。不管病情轻重、病程长短，均以单用此方为主，即使有血热症状表现但病程长、神疲嗜睡者，亦照用此法。全部病例几天之内便见疗效，两个月内全部治愈。

二十、小儿盗汗方

【组成】党参6克，白术6克，茯苓9克，炙甘草3克，黄芪6克，怀山药9克，熟地黄6克，五味子3克，仙鹤草6克，糯稻根9克，乌豆衣9克，枸杞子6克，菟丝子6克，浮小麦9克。

【验方说明】此方可健脾益气、养血补肾、敛汗，适用于幼儿因病或因用药过猛伤及正气，或营养不良，出现面色苍白、虚浮、出汗特多、胃纳呆滞等临床表现者。使用时可根据患儿消化功能酌情加减健胃或补肾之品。

第五章 薪火相传

第一节　杨启琪对杨氏喉科的发展运用

杨启琪，1948年生，杨志仁长女，1970年起当"赤脚医生"，1972—1975年在广州中医学院师资班学习，1976年到广州中医学院第一附属医院耳鼻喉科工作，是杨志仁的工作助手和主要学术继承人。长期从事中医耳鼻喉科临床和教学工作，专著有《常见耳鼻咽喉科疾病中西医诊疗与调养》（荣获中华中医药学会科普著作二等奖），参编《耳鼻喉科专病中医临床诊治》等，对耳鼻喉科

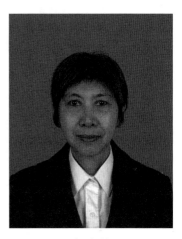

杨启琪

疾病的外治法有丰富的实践经验和研究，所研制的新型加温式雾化器获得国家实用新型专利。2003年在副教授岗位上退休。2012年被广州中医药大学附属清远市中医院聘为客座教授。本节介绍杨启琪继承杨氏中医喉科精华并博采各家所长治疗岭南常见耳鼻喉科疾病的经验和体会。

一、急性咽炎

急性咽炎属于中医学"喉痹"范畴，以起病急骤为特征，根据病因病机的不同又有"风热喉痹""风寒喉痹"等名称。

（一）病因病理

急性咽炎可由细菌或病毒引起，细菌主要有溶血性链球菌、肺炎球菌、葡萄球菌等，病毒感染者约占50%，以柯萨奇病毒、腺病毒、流感病毒引起者较多。高温、粉尘、烟雾、刺激性气体、污浊空气亦为重要致病因素。体质虚弱、疲劳过度、营养不良、刺激性食物等也易诱发本病。急性咽炎的病理变化主要为咽部黏膜弥漫性充血肿胀，黏液腺明显扩张、分泌增多，黏膜下血管和腺体周围有炎症细胞浸润，淋巴滤泡肿胀充血。

中医认为本病外因多为风邪侵犯，内因多为肺、脾、胃脏腑功能失调，以致咽喉脉络痹阻而为病。

（二）中医药治疗要点

1. 辨证治疗

（1）风热外侵，肺经有热。

主证： 初起时，咽部干燥灼热，微痛，吞咽感觉不利，其后疼痛逐渐加重，有异物阻塞感。全身有发热恶寒、头痛、咳嗽痰黄等症状。

检查： 咽部红肿，随症状加重，悬雍垂色红肿胀，咽后壁淋巴滤泡红肿如颗粒状突起。舌质红，苔薄白或微黄，脉浮数。

治法： 疏风清热，解毒利咽。

方药： 杨氏疏风清热汤加减。

荆芥10克，防风10克，牛蒡子12克，甘草6克，金银花15克，连翘15克，黄芩10克，桑白皮15克，赤芍15克，桔梗10克，浙贝母10克，天花粉15克，玄参15克。

加减法： 咳嗽痰多，宜加前胡、百部各10克以宣肺化痰止咳；若声音嘶哑宜加千层纸、蝉蜕各6克，以疏邪开音；若咽干宜加知母10克以清热生津。若为阳盛之体，病情较重，可用普济消毒饮（《医方集解》）以清热解毒、疏风消肿、祛痰利咽。

（2）风寒外袭。

主证：多因受寒而发病，咽部微痛或痒，吞咽不顺，伴恶寒发热，无汗，鼻塞流清涕，咳嗽，痰清稀。

检查：咽部黏膜淡红微肿，舌质淡红，苔薄白而润，脉浮紧。

治法：辛温解表，疏风散寒。

方药：六味汤（《喉科秘旨》）加减。

荆芥10克，防风10克，桔梗10克，甘草6克，薄荷6克，僵蚕10克，紫苏10克，生姜6克。每日1剂，水煎服。

加减法：鼻塞流清涕者，加苍耳子10克、辛夷8克以芳香通窍；咳嗽加紫菀12克、北杏仁12克以宣肺止咳；咽痒加蝉蜕8克、橘红10克以祛风止痒。

（3）燥邪犯肺。

主证：病多发于秋燥季节，咽痛或痒，干燥不适，干咳无痰，微恶风寒或有低热，口干唇干喜饮。

检查：咽部黏膜充血干燥，舌质红，苔薄白而干，脉浮细数。

治法：辛凉清燥。

方药：桑杏汤（《温病条辨》）加减。

桑叶15克，杏仁10克，沙参15克，浙贝母10克，淡豆豉10克，栀子皮10克，梨皮15克。

加减法：咽干有痰加明党参10克、甘草6克以润肺化痰，口渴加芦根15克、天花粉12克以清热生津，头痛加菊花15克、蔓荆子10克以祛风止痛。

（4）邪犯少阳。

主证：咽部疼痛波及颈侧、耳下，或因情志不遂、暴怒而诱发，恶寒发热交替出现，口苦，咽干，头昏眼花，或伴有胃纳呆滞、恶心呕吐，或伴有便溏。此证型多见于平素有慢性消化系统疾病的患者和月经期妇女。

检查： 以咽侧索红肿为特征，或可见淡红的咽黏膜上有怒张的小静脉，舌淡红或舌边红，苔薄白，脉弦或缓或弱。

治法： 和解少阳。

方药： 小柴胡汤（《伤寒论》）加减。

柴胡10克，半夏10克，黄芩10克，党参10克，甘草5克，生姜3片，大枣12克。

加减法： 加入薄荷6克、桔梗10克以疏肝利咽。脉弦偏热者可选加菊花15克、牡丹皮10克、郁金10克、白芍12克、蝉蜕6克、竹茹10克、钩藤15克等以清肝泄热。脉弱脾虚者加入茯苓15克、白扁豆15克、麦芽15克等以健脾。此证型患者往往有自行使用多种药物但病不能解除的病史，辨证准确用小柴胡汤1~2服即见显效。

（5）阴虚外感。

主证： 咽痛而干，有燃热感，恶风，微发热，以手心为明显，干咳无痰，口干津少，大便干少，多梦少寐，或有盗汗。此证型多见于平素体质阴虚之人（如曾患过肺结核、糖尿病、鼻咽癌放射治疗后的患者）。

检查： 咽部黏膜充血、干燥甚至光亮无津液，面色潮红，唇红干，舌红有裂纹，苔少或无苔，脉细。

治法： 滋阴解表。

方药： 加减葳蕤汤（《通俗伤寒论》）加减。

玉竹12克，甘草1.5克，桔梗5克，薄荷5克（后下），白薇3克，淡豆豉12克，蝉蜕5克，板蓝根15克，大枣2枚，葱白3根。

加减法： 气阴虚加用北沙参15克，口干、大便干结加麦冬12克、天花粉12克，热盛加金银花12克。此证型患者往往有自行使用多种药物治疗无

效或症状加重的情况，如误用辛凉解表药会无汗可出，辨证准确用加减葳
蕤汤1～2服即见显效。

（6）邪热传里，肺胃热盛。

主证：咽部疼痛逐渐加剧，痰涎多，咽喉梗塞感，吞咽困难，声音嘶
哑或鼻音甚重，全身症状表现为发热、口干喜饮、头痛剧、痰黄而黏稠、
大便秘结、小便黄等。

检查：咽部红肿，悬雍垂肿胀，咽后壁淋巴滤泡肿大，有较多黏脓
痰涕附着。颌下有肿大的淋巴结，压痛。面色红赤，舌红赤，苔黄，脉数
有力。

治则：泄热解毒，利咽消肿。

方药：清咽利膈汤（《喉症全科紫珍集》）加减。

连翘15克，金银花15克，大黄6克，黄芩10克，栀子10克，薄荷6克，
牛蒡子12克，荆芥10克，防风10克，玄明粉6克（冲），玄参15克。

加减法：大便秘结者，大黄可酌情加至10～12克（后下）；口渴加天
花粉10克；痰多加瓜蒌仁、浙贝母各10克；高热加生石膏30～60克，知母
12克；咽部红肿甚，加赤芍10克。

2. 外治

（1）含漱：用于充血肿胀疼痛较剧者，有清热消肿、止痛利咽、清洁
口咽的作用。可用杨氏漱口方含漱，或用金银花、菊花、薄荷煎水含漱。

（2）刺血疗法：在耳尖、耳轮（1、2、3）上用消过毒的三棱针、注
射用针头或缝衣针针刺1～2分深，放血1～5滴，或在耳郭背部找出明显之
小静脉，用针刺破，放血2～5滴，亦可针刺少商、中商、老商、商阳、十
宣等穴位，放血1～2滴。此法可行气泄热止痛，对高热不退、红肿痛甚者
取效最快捷、最经济，与中药同用相得益彰，是笔者常用的治法之一，唯

必须先向患者解释清楚以求配合，空腹、失水患者宜慎用，孕妇忌用。

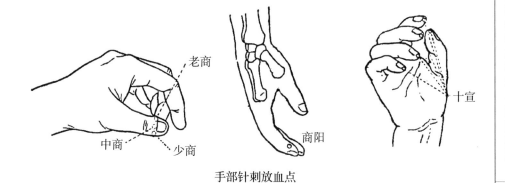

手部针刺放血点

（3）点灸疗法：以周氏万应点灸笔点灸，选用大椎、风门、肺俞、肾俞、命门、曲池、膏肓、足三里、合谷、少商、下颌角周围及耳穴耳尖、风溪等，每穴呈梅花形点灸5～7下，每日2次，以微微出汗为度，灸后拭去汗液，保暖避风，至少3小时内身体勿接触冷水。本法与刺血法同用则效果更佳。

注：周氏万应点灸笔是由安徽省名中医周楣声主任医师创制、由中国中医研究院针灸研究所监制的一种新型灸疗制品，它主要由药笔和药纸组成，集针、灸、药疗于一身，使用方便，无须消毒，疗效快捷，价格低廉，对于各种痛证与炎症疗效迅速，凡属针灸的适应证都可用之，热证并无禁忌，特别是对于需要解表发汗、行气止痛的急性病，其疗效可谓立竿见影，解除患者痛苦在顷刻之间，是笔者最喜爱使用的治疗方法之一。使用时将药纸的药面紧贴于穴位处皮肤，将用火点燃了的药笔对准穴位快速点灼5～7下，要避免将药纸烧穿，可以穴灸、片灸、围灸、循经灸，灸后可在施灸处皮肤上涂抹一点薄荷油，药笔用完后放入玻璃套管中灭火。

（4）耳穴治疗：取神门、扁桃体区、咽喉区压痛点（或耳穴探测选取穴位）埋针，在埋针期间，患者可自行按摩以加强刺激，亦可用王不留行行耳穴贴压。

3. 临床心得

急性咽炎的治疗贵在及时，一旦发病，应立即在第一时间选用放血、刮痧、点灸等方法，调动人体的抵抗能力以抗御外邪，同时应尽量安排患者休息，以收敛心神，保存正气。对于平素体质强壮的患者，中药汤剂（或中成药）和局部用药（这是必不可少的）相结合是比较好的选择，在密切观察病情的条件下一般不必使用抗生素；对于明确属细菌感染较严重且上述治法疗效不佳者，或者体质比较差的患者或老人可以考虑使用

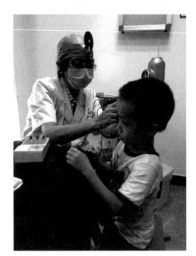

杨启琪为患儿做耳穴治疗

抗生素以治疗或预防细菌感染；对于一些体质比较特殊的患者（如辨证分型中的第四、第五种情况），一般的中成药或抗生素往往难以奏效，一定要切实按照中医理论准确辨证用药才能取得明显效果。

（三）食疗

（1）葱白利咽汤：葱白2根，桔梗6克，甘草3克。先将桔梗、甘草煮沸5~7分钟，之后加入葱白，焖1~2分钟后趁热饮用。每日早晚各1次。此汤具有解表散寒之功效，为治疗风寒轻症常用的食疗方。

（2）姜糖桔甘汤：生姜15克（切片），桔梗6克，甘草3克，红糖30克。先煮沸桔梗、甘草5~7分钟后，加入生姜片、红糖，再煮沸1~2分

钟，趁热饮用。此汤具有解表散寒、利咽止痛的功效，常用于证属风寒伴见恶心呕吐者。

（3）萝卜姜汁茶：萝卜不拘多少，生姜适量，各自洗净取汁搅匀代茶饮，适用于证属风寒气滞者。

（4）鲜阳桃1~2个，洗净吃或取汁饮用，适用于证属风热的急性咽炎，肾功能不全者忌用。

（5）甘蔗、马蹄、白茅根各适量，水煎代茶饮，适用于证属风热的急性咽炎。

（6）百合杷藕茶：百合（鲜者良）30克，枇杷（去核）30克，鲜藕（洗净，切片）30克，合煎取汁，再调入少量冰糖，代茶频饮。适用于燥邪伤肺所致咽喉不适、干咳无痰或少痰或有血丝等。

（四）预防

（1）加强锻炼身体，增强体质。

（2）饮食有节，勿进食辛辣醇酒厚味、生冷瓜菜，以免脾胃受伤，内酿湿热。

（3）戒除烟酒等对咽喉的不良刺激。

（4）多服用清凉饮料，可用白茅根、竹蔗、荸荠、麦冬、沙参等煎水服用。

（5）注意生活起居，按时作息，以免虚火上炎，外邪乘虚侵袭。

（6）每天早晨起床后喝一杯淡盐水，夜晚临睡前喝一匙羹蜂蜜。淡盐水有清火的作用，蜂蜜有解毒润肺健脾的功效，坚持日久，有助于预防咽喉疾病的发生。

（7）保健灸法。此法经笔者多年实践，用于预防呼吸道感染有确切效果，用此法后即使稍有不慎而染病，也发病很轻、很快痊愈，特别是可以用于有特殊需要的人士，如高龄老人、应考学生、外出旅游人士等。

《千金要方》云："凡人自觉十日以上康健，即须灸之数穴，以泄风气……预防诸病也。"

选穴：周岁之内选囟会穴，8岁以下选身柱穴，9~18岁选风门穴，19~30岁选三阴交穴，31~60岁选足三里穴，60岁以上选曲池穴。

时间：春分、夏至、秋分、冬至前各灸治1次（其他时间亦可进行）。

方法：用米粒大小的艾炷直接灸，灸前灸后在灸处皮肤上涂万花油少许，灸后注意避风寒忌水湿！视耐受情况灸1~7壮，以当时穴位皮肤潮红、灸后数小时该处出现绿豆大小的水疱为宜，水疱一般不需处理，初次灸者有可能皮肤反应大、水疱破溃化脓，仅需清洁保护，一般不需要用抗生素。此法属有瘢痕灸（治疗前必须向患者讲清楚并征得患者的同意与合作），用艾量极少而疗效维持时间长（3个月以上），可避免悬灸法艾烟产生太多对呼吸道的不良刺激。小儿不耐受直接灸者可用悬灸法，每月1次；或用周氏万应点灸笔轻轻点灸，数天1次。此两法均为无瘢痕灸，但疗效维持的时间比不上艾炷直接灸法长。

二、慢性咽炎

慢性咽炎为咽部黏膜、黏膜下及其淋巴组织的慢性炎症。弥漫性炎症常为上呼吸道慢性炎症的一部分，而局限性炎症则多为咽淋巴组织的炎症。慢性咽炎临床上以咽喉干燥、痒痛不适，咽内异物感或干咳少痰为特征，病程长，症状易反复发作，往往给人们不易治愈的印象。

慢性咽炎在中医学里属于"喉痹"范畴，以起病缓慢或日久为特征，根据其病因病机的不同又有"虚火喉痹""阴虚喉痹""帘珠喉痹"等名称。

（一）病因病理

慢性咽炎病因复杂，常见病因如下：经常发生急性咽炎，久治不愈；慢性扁桃体炎或牙龈炎等病灶波及；慢性鼻炎、鼻窦炎用口呼吸或鼻腔有脓性分泌物下流，刺激咽部；吸烟饮酒过多，刺激咽部；空气污染及化学物质刺激；说话或用嗓过多；受风湿热、糖尿病、心脏病、慢性支气管炎、慢性胃病等的影响导致机体抵抗力下降或为过敏体质。

慢性咽炎的主要病理表现为咽部黏膜慢性充血，黏膜下结缔组织及淋巴组织增生，咽后壁呈颗粒状隆起，黏膜腺管口堵塞，或发生感染，以致淋巴颗粒红肿，黏液腺渗出物封闭其中，形成囊状白点，位于淋巴颗粒的顶部，破裂外溢为黄白色渗出物。咽部黏液腺分泌物增加，黏稠。腭咽弓之后可见增厚之咽侧索，甚至悬雍垂肿胀、下垂。

中医认为，慢性咽炎的主要病因病机包括以下几点。

1. 肺阴虚损

风热喉痹反复发作或温热病后余邪不清，耗伤阴液，或因粉尘、浊气长期刺激，以及嗜好烟酒辛辣，使肺阴受伤咽喉失养而致病。

2. 肝肾阴虚

久病不愈，色欲无度，下利泄泻日久，均可耗伤肝肾，阴精亏损，虚火上炎，灼伤咽喉则发为喉痹。

3. 脾胃虚弱

素体虚弱或久病，思虑劳倦过度或饮食不节致脾胃虚弱，清阳不升，咽喉失养，发为喉痹。

4. 痰瘀困结

喉痹日久，邪毒滞留，痰瘀内生，结聚于咽部而为病。

（二）中医药治疗要点

1. 辨证治疗

（1）肺阴虚损。

主证：咽喉微痒微痛，干燥不适，口燥咽干，吞咽不利，如有物堵，晨轻暮重，至夜尤甚。可伴见干咳、痰黏而少，或痰中带血，潮热盗汗。

检查：咽腔黏膜潮红，咽后壁可见有红色之细小颗粒突起。唇红颧赤，舌质红，苔薄，舌干少津，脉细略数。

治法：养阴清肺利咽。

方药：养阴清肺汤（《重楼玉钥》）加减。

生地黄30克，玄参15克，麦冬15克，白芍15克，牡丹皮12克，川贝母10克，薄荷6克，甘草6克。

加减法：若见发声不扬，讲话气短，宜加太子参、茯苓、沙参各15克以补肺益阴生津；若咽痒咳嗽，宜加前胡、百部各10克以宣肺化痰止咳；咽中异物感，宜加川厚朴、枳壳各10克以行气消积导滞；寐差加酸枣仁、柏子仁各15克以养心安神；咽部暗红较甚，咽黏膜干燥，加天花粉10克以清热生津凉血；唇燥口干、口渴喜饮、纳呆便结者，为胃阴不足，可加知母、石斛、沙参、地骨皮等各10克以养胃阴清虚火。若值秋冬时令，燥气犯人，虚火与燥邪共同为患，诸症加剧，可选用沙参麦冬汤，以甘寒滋液、润燥清火。

（2）肝肾阴虚。

主证：咽喉干燥不适，微痛，干痒，吞咽不利，咽干口燥，咽喉梗阻不利，痰黏咳咯不利，或伴见头晕目眩，五心烦热，耳鸣，健忘，腰膝酸软。

检查： 眼眶暗黑，唇红颧赤，咽腔黏膜潮红，咽后壁见细小红色颗粒突起，黏膜干燥少津。舌质红，少苔，脉沉细数。

治法： 滋阴降火利咽。

方药： 知柏地黄汤（《医宗金鉴》）加减。

知母10克，黄柏10克，熟地黄30克，山药30克，山萸肉15克，茯苓10克，牡丹皮12克，泽泻10克，石斛15克，玄参15克，怀牛膝10克。

加减法： 若咽部觉痛，宜加入杭菊花、芦根各15克以清热；若讲话乏力不能持久，宜加补骨脂、党参、肉苁蓉各10克以滋补肾气；若咽部较红，咽侧索或悬雍垂肥厚，宜加丹参、生地黄各15克以清热凉血，活血散结。

（3）脾胃虚弱。

主证： 咽喉哽哽不利或有痰黏感，口干而不欲饮或喜热饮，易恶心作呕，或时有嗳气反酸，若受凉、疲倦、多言则症状加重。平素容易感冒，倦怠乏力，短气懒言，动辄汗出，胃纳欠佳，或腹胀，大便不调，或溏或结。

检查： 咽黏膜淡红或微肿，淋巴滤泡增生，呈扁平或融合状，或有少许分泌物附着。舌质淡红，边有齿印，苔薄白腻，脉细弱。

治法： 益气和胃，升清利咽。

方药： 补中益气汤（《脾胃论》）加减。

黄芪15克，炙甘草9克，人参9克，当归9克，陈皮3克，升麻3克，柴胡3克，白术9克。

加减法： 临床上常用五指毛桃易黄芪，用丹参易当归，以免辛温太过；咽部脉络充血、咽黏膜肥厚者，加赤芍、川芎、郁金各10克以活血行气利咽；痰黏者加贝母、香附、枳壳各10克以理气化痰，散结利咽；咽干较甚、苔干少津者，加沙参、百合各15克以利咽生津；易恶心、嗳气、呕吐者，加法半夏、厚朴、佛手各10克以和胃降逆；纳差、腹胀便溏、苔腻者，加砂仁、藿香、茯苓、生薏苡仁等适量以健脾利湿、降浊利咽。或用参苓白术散加减。

（4）痰瘀困结。

主证：咽部异物感、痰黏着感、焮热感，微痛，痰黏难咯，易恶心呕吐。

检查：咽黏膜淡暗或暗红，咽后壁滤泡增多或融合成片，咽侧索肥厚。舌质暗淡或暗红，或有瘀斑瘀点，苔白或微黄，脉弦滑。

治法：养阴利咽，化痰散结。

方药：贝母瓜蒌散（《医学心悟》）加减。

川贝母15克，瓜蒌皮15克，天花粉15克，茯苓15克，橘红10克，桔梗10克。

加减法：咽喉焮热者，加牡丹皮、知母各10克；恶心易呕者，加法半夏、厚朴各10克；舌有瘀点、瘀斑者，加桃仁、赤芍、毛冬青各10克；咽干津少者，加沙参、麦冬、百合各10～15克。

2. 外治

（1）含服：西青果1个，洗净含服，咽下汁液，20分钟后吐掉硬核。也可以含服清音丸等中成药。

（2）含漱可选用下列处方：

金银花15克、连翘12克、薄荷6克（后下）、甘草3克，煎汤漱口，有清热解毒祛风、防止邪毒侵袭和滞留咽喉的作用。

石榴鲜果1～2个，去皮，取种子捣烂，水煎，滤取汤液，放冷后含漱，每天多次。

酸三华李2个，连核捣烂，加食盐少许、开水1杯，拌匀放冷，取汁含漱，每天多次。

乌梅1个，洗净含服，上、下午各1次。

（3）吹喉：吹喉前先漱口，以清洁咽喉患部，每日3~4次。常用药粉有麝香散（麝香9克、冰片1克、黄连3克）、人中白散（人中白粉、儿茶、真青黛、硼砂、玄明粉各3克，冰片、龙脑、薄荷末、马勃各1.5克）等，以清热止痛、消肿利咽。

（4）针刺：常用穴位有合谷、内庭、曲池、内关、肺俞、足三里、太溪、照海等。每次选3~4穴，用补法，留针10~20分钟，每天1次，5~10次为1个疗程。体质虚寒者用悬灸或隔姜灸，每次2~3穴，每穴20分钟，每天1次，10次为1个疗程。

（5）耳穴治疗：取耳穴神门、咽喉、肺、肝、肾、大肠、小肠、交感等，也可以用耳穴探测后取穴阳性点，针刺或埋针7~10天，或用王不留行贴压，左右耳轮换取穴。此法无论寒热虚实之证均可应用，患者可自行刺激穴位，维持治疗的时间长，疗效也比较好。

（6）外敷：附子适量捣烂，用食醋调成糊状，敷双足心涌泉穴，外以小块胶布固定，每日换药1次。此法适用于证属阴虚阳浮者。

（7）烙法：咽后壁滤泡增生较大者，可用直径0.5厘米左右的专用小烙铁，在酒精灯上烧红，蘸香油后迅速烙于滤泡上，每个滤泡烙1~3下，隔3~4日1次，直至滤泡平复。

（8）按摩疗法：顺经脉走向，以大拇指、手掌等轻揉、轻压以下肝俞、肾俞、腰俞、命门、志室、涌泉等穴位。每次选2~3个穴位。可由他人按摩，也可自我按摩。

（9）中成药：可选用利咽灵片、润喉丸、草珊瑚含片、健民咽喉片、知柏地黄丸、蛇胆川贝散等中成药。

3. 临床心得

慢性咽炎的治疗需要较长的时间和多方面因素的配合，特别是消除形成该病的相关因素是比较不容易做到的，因此在群众中形成了"慢性咽炎没法治"的印象。事实上，对于慢性咽炎的治疗，患者应该摒弃单纯依靠药物治疗的观点，全面认识和尽量消除本病的病因，积极进行体育锻炼以调整阴阳的平衡和增强体质，经过较长时间多方面的不懈努力，慢性咽炎是能够治愈的。

（三）调养与康复

1. 一般调养

患者在患病期间，要做到起居有常，劳逸结合，适当休息，不熬夜（一般认为晚上11点即为"三更"，"三更"过后人的虚火上升；现代医学也有人体生物节律的学说。对于慢性咽喉患者，特别是辨证属于虚火上炎证型的患者，做到晚上11点以前就寝尤为重要），不过度劳累，并根据自己的实际情况进行一些相宜的体育运动（以散步、太极拳、保健操、胸腹按摩法等为最好）；饮食要清淡，不可进食煎炸炙煿、肥甘厚味之品，必须戒除烟酒；避免粉尘、废气、化学物品的刺激，尽可能少去空气污染重的场所，并采取防护措施（如戴口罩等）。另外，患者应该明白，慢性咽炎不是大病，应减轻精神负担，避免思虑过度，因为过度忧虑也会影响本病的康复。

2. 饮食调养

应根据患者的体质和阴阳偏胜来选择适当的食物。谷类主食一般均可食用，无禁忌。豆类之中的绿豆、赤小豆清热、利湿、解毒，黑豆滋养肾阴、祛风解毒，宜因证选用。肉禽类中除羊、犬、雀偏温，其余均宜用，其中猪、鸭肉滋阴润燥之功较胜，可多选用，乳类、蛋类均能补虚养血润燥，亦可常用。水产之中，蛤蚌、牡蛎、干贝、淡菜、鲍鱼、甲鱼、海参、乌贼等多具滋阴、清热之功，于阴虚证尤宜。蔬菜（除性涩者外）、水果一般均可配合食用，如萝卜、丝瓜（经霜者尤佳）、苋菜、甘蔗、梨、李、枇杷、菠萝、阳桃、柿子、荸荠等，可生津润燥利咽，时时取汁慢慢含咽，颇为有效，其中以梨为最佳。

忌烟酒：烟酒均为辛热燥烈之品，可直接刺激咽部黏膜，加重咽部水肿、充血，使咽部炎症加重和迁延难愈。

忌辛辣食物：中医认为，辣椒、生葱、生蒜、胡椒粉等辛辣食物易助热伤津，食之可加重咽部干痛、灼热等症状，甚至导致咽部出血、溃烂等病变。

忌过食油炸或油腻食物：中医认为，油炸食品或肥肉等油腻食物容易生痰化热，壅滞于肺，致肺气不利、咽喉不爽，使本病之咽痛和灼热感等症状加重。

如下食疗方可选用：

（1）榄海蜜茶：将橄榄3克放入清水中煮沸片刻，然后冲泡胖大海（3枚）及绿茶3克，片刻后入蜂蜜1匙调匀，徐徐饮之。

（2）沙参生地汤：生地黄20克，北沙参20克，鲜萝卜汁适量，麦芽糖30～50克。取鲜萝卜适量，洗净捣烂，榨汁；生地黄、北沙参用文火煎，去渣取汁，与麦芽糖一同隔水炖熟，热饮。每日煎两次，分数次服用。此汤具有清热润燥解毒之功效，对慢性咽炎证属虚火上炎者有辅助治疗作用。

（3）大海甘草饮：胖大海3枚，甘草5克，冰糖少许。上料以开水冲之代茶饮，频服。每日1剂。本品具有清热润肺利咽之功效，适用于慢性咽炎肺热、大便秘结者。

（4）五汁饮：取梨汁、荸荠汁、鲜苇根汁、麦冬汁、藕汁各适量，频频饮服，有养阴清热生津的作用，适用于慢性咽炎。

（5）猪皮蜜汁饮：猪皮500克，蜂蜜250克。将猪皮水煎，去渣取汁750毫升，加入蜂蜜拌匀。每日服2次，每次服100毫升。本品具有滋阴润燥通便之功效，适用于慢性咽炎的辅助治疗。

（6）罗汉柿霜茶：罗汉果9克，柿霜3克。将二味以开水冲泡，频频代茶饮服。每日1剂，连服数剂。本品具有清热润燥化痰之功效，对慢性咽炎伴有咳嗽痰多者效果较好。

（7）鲜无花果1～2个，蜜枣2个，隔水炖烂吃，每天1～2次，可润肺利咽。

（8）麦冬粥：麦冬20～30克煎汤取汁，以粳米100克煮粥，至半熟，加入麦冬汁和冰糖同煮为粥，有养阴生津、止咳除烦之功效。

（9）泥鳅粥：泥鳅剖开洗净，用盐腌一夜，然后用来煲粥，有降虚火之功效。

（10）莲子百合瘦肉汤：莲子、百合各30克，猪瘦肉200～250克，加水煲熟，调味后饮汤，有清肺润燥、健脾固肾之功效。

（四）预防

（1）起居有常，衣被适度，避免感冒。

（2）劳逸适度，节制房事，减少阴精之损耗。

（3）注意口咽卫生，早晚及饭后用淡盐水漱口。

（4）晨起饮用适量淡盐水以引火下行，夜间临睡前喝10毫升蜂蜜以润肺健脾。

（5）戒除烟酒等对咽喉的不良刺激。

（6）不要过食辛辣燥热之物，以防积热伤阴。

（7）彻底治疗急性咽喉病。对于热性咽喉病，在治疗时要注意保阴养液。

三、急性扁桃体炎

急性扁桃体炎是腭扁桃体的急性感染，为常见的咽部疾病，婴幼儿及50岁以上者很少发生，属于中医"乳蛾"范畴。在冬春二季气温骤变时发病较多。本病依其病理变化和临床表现可分为急性充血性扁桃体炎（又称卡他性或单纯性扁桃体炎）和急性化脓性扁桃体炎。

（一）病因病理

急性扁桃体炎主要致病菌为乙型溶血性链球菌，非溶血性链球菌、葡萄球菌、肺炎双球菌、流感杆菌、腺病毒、流感或副流感病毒也可引起本病，近年来还发现有厌氧菌感染病例，细菌和病毒混合感染亦较多见。这些病原体在正常人咽部和扁桃体窝内都存在，在人体防御能力正常时它们不引起疾病，只有在受凉、潮湿、过度疲劳和有害气体刺激致使机体抵抗力下降时它们才开始大量繁殖。急性扁桃体炎可传染他人，甚至传染力很强，主要通过飞沫传染，潜伏期2~4天，在集体生活人群中偶见暴发流行。

急性充血性扁桃体炎炎症仅限于表面黏膜，隐窝内及扁桃体实质无明显炎症改变。急性化脓性扁桃体炎炎症起于隐窝，继而进入扁桃体实质，可见扁桃体明显肿胀，重者可出现多发性小脓肿，隐窝内充满由脱落上皮、纤维蛋白、脓细胞、细菌等组成的渗出物，并自窝口排出。

中医学认为急性扁桃体炎的发病有如下两方面的病因病机：

（1）咽喉为人体之门户，扁桃体就像一对门口卫士，外邪入侵人体，咽喉首当其冲，风热外邪搏结于此，肌膜受灼，脉络痹阻，扁桃体便出现红肿热痛。

（2）患者平素多食炙煿、湿热、肥甘之品，或过饮醇酒，胃肠蕴热，日久上蒸咽喉，内外热邪相搏，扁桃体便见红肿热痛，或见化腐生脓之证候。

中医古书中把腭扁桃体称为"喉核"，因喉核患病时肿大的形状或如乳头或如蚕蛾，故古书中把扁桃体的病变称为"乳蛾"。根据其病因病机、发病急缓、病情轻重的不同，又分别有"风热乳蛾""急乳蛾""烂头乳蛾"等名称。

（二）中医药治疗要点

1. 辨证治疗

（1）风热犯肺。

主证： 多见于病初起，咽部疼痛逐渐加剧，吞咽不便，当吞咽或咳嗽时疼痛加剧，咽喉干燥，有灼热感，并可见发热恶寒、头痛、鼻塞、身体倦怠、咳嗽有痰等全身症状。

检查： 喉核红肿，连及周围咽部，颌下或有肿大淋巴结。舌边尖红，苔薄白或微黄，脉浮数。

治法： 疏风清热，利咽消肿。

方药： 杨氏疏风清热汤加减。

荆芥6克，防风6克，金银花9克，连翘9克，黄芩10克，赤芍9克，牛蒡子6克，桔梗6克，甘草4.5克，桑白皮9克，玄参9克，浙贝母9克，天花粉9克。每日1剂，水煎服。体壮病重者可1天2剂。

本方以荆芥、防风祛风散邪，使风热之邪从表解；以金银花、连翘、黄芩、牛蒡子清热解毒，降内蕴之火；以桔梗、甘草、浙贝母、天花粉利咽化痰；以玄参、赤芍凉血利咽止痛，药力直达病所，消退咽喉红肿疼痛。

加减法：若急性扁桃体炎邪热较重，可于方中加入板蓝根、车前草各15克；若鼻塞流涕，可加苍耳子、辛夷花各10克；若咳嗽、无痰，或痰黏难出，可加射干、杏仁、前胡各12克；若肢体怠倦，可加桑枝、薏苡仁各15克。

（2）肺胃热盛。

主证：咽部疼痛剧烈，痛连耳根及颌下，吞咽困难，有堵塞感，或有声嘶。全身症见高热，口渴引饮，咳嗽痰稠黄，口臭，腹胀，大便秘结，小便黄。

检查：喉核红肿，表面或有黄白色脓点，可逐渐形成伪膜，甚者咽峡红肿，颌下有肿大淋巴结，压痛明显。舌质红赤，苔黄厚，脉洪大而数。

治法：泻火解毒，利咽消肿。

方药：清咽利膈汤（《外科正宗》）加减。

荆芥10克，防风10克，薄荷6克，栀子10克，黄芩10克，黄连6克，金银花15克，连翘15克，桔梗10克，甘草6克，牛蒡子10克，玄参12克，生大黄10克（后下），玄明粉6克（冲服）。每日1剂，水煎服。

加减法：若咳嗽痰黄稠，颌下淋巴结疼痛，可加射干、瓜蒌、贝母各10克以清化热痰而散结；若持续高热，可加生石膏30克、天竺黄10克以清热泻火，除痰利咽；如有白腐脓点或伪膜，可加蒲公英15克、马勃10克以祛腐解毒；肿痛甚者，可加延胡索10克以活血化瘀，消肿止痛。

2. 外治

（1）含漱：可用杨氏漱口方或鲜土牛膝15克煎汤，每日数次。

（2）吹药：可选用冰硼散（清凉止痛）、珠黄散（消肿辟秽）、双料喉风散等，将药粉吹入咽峡和扁桃体表面，每日10次以上。

（3）含服：可用铁笛丸或润喉丸，每次1~2粒，每日3~5次，也可以用西青果，每次1个，每日7~8次。

（4）喷药：选用咽速康气雾剂（由古方六神丸用现代工艺加工而成），喷在扁桃体上，每次4按，每日3次。

（5）外搽：选用牛黄解毒丸、紫金锭，以盐水或蜂蜜调成糊状，搽于肿痛的淋巴结皮肤表面，每日数次。

（6）外敷：选用双柏散、三黄散、如意金黄散等，用水蜜加白酒适量煮成糊状，外敷于与喉核或肿痛的淋巴结对应之颈部皮肤表面，每日2次，每次2小时。

（7）针灸（孕妇慎用或忌用）：空腹或失水者应先补充饮食或体液，以免晕针；体弱者，可选用点灸法。

针刺：选合谷、内庭、曲池为主穴，天突、少泽、鱼际为配穴，每次选3~4穴，用强刺激泻法，每日可针1~2次。

刺血：用消毒的粗针或三棱针（注射针头亦不拘）刺入皮肤或黏膜，放血2~5滴，可取少商、商阳穴，耳穴耳尖、扁桃体、耳轮（1、2、3），或取耳壳背部明显的小静脉，或取咽扁桃体及其周围黏膜。每日一次，轮流取穴，此法功效强于针刺，效果迅速。治疗后患者症状可明显减轻，体温迅速下降，此法是笔者治疗急性扁桃体炎常用之法。

点灸：以周氏万应点灸笔点灸，选用大椎、风门、肺俞、曲池、膏肓、内庭、太冲、合谷、少商、下颌角周围及耳穴耳尖、扁桃体等，每穴点灸4~5下，每日2次，以微微出汗为度，灸后拭去汗液，保暖避风，至少3小时内身体勿接触冷水；本法与刺血法同用则效果更佳。

（8）拔火罐：取大椎穴，先用梅花针浅刺，然后拔罐，留罐10~15分钟。

（9）刮痧：用刮痧板或瓷匙之边沿蘸刮痧油或万花油，亦可用菜籽油或花生油，轻刮患者皮肤，每个部位5～10下，刮至皮肤感到灼热或呈现紫红色为止，常用部位为背部沿足太阳膀胱经走行处、两肩髃穴及两曲池穴，分别由上而下操作，每日1次。

（10）擒拿法：本法能止痛缓急，使咽喉疼痛剧烈至滴水难入者能进水饮和汤药。详见第165页。

3. 临床心得

对于急性扁桃体炎患者，通常采用"一刺（血）二灸（点灸）三服药四含漱"的综合治疗方案，先予刺血（刮痧或拔火罐亦可）和点灸，使其经络疏通，热毒外泄，继而服用中药或中成药，配合局部外用药（含漱、吹药或含服），同时必须安排患者休息并嘱其注意调养。如果患者体温逐步下降且于次日下午体温亦不回升，症状减轻，二便通畅，则为疗效显著之顺证，可继续依法治疗至痊愈，不必使用西药。这一治法的优点在于针灸疗法能充分调动人体抵御外邪的能力，内服中药既能清热解毒、祛邪外出，又能活血利咽止痛、通利二便，较好地改善人体的病理状态，配合局部用药可达到内外标本兼治之效果。该治疗方案疗效迅速，极少出现药物的毒副作用，所花费的金钱也比较少，特别适合基层医疗机构使用。对于有吞咽困难、失水、高热不退等表现的患者，有条件时应使用静脉输液以解燃眉之急，维持人体水电解质的平衡，使各种治疗措施发挥最佳效果，避免上述症状持续过久而造成人体正气的耗伤。如果患者正气不足（如年龄太小或为老年人或免疫机能低下）或邪毒太盛证候急重者，在上述措施基础上，使用抗生素或酌情使用激素有利于提高疗效，缩短病程，减轻痛苦，预防并发症。

（三）调养与康复

1. 一般调养

患病期间，患者必须卧床休息，多饮水，进流质食物，注意补充营养；保持室内空气流通，冷暖适中，夏天不可处于过分低温的冷气房间；患者不可直接吹冷风，以防感冒；注意咽喉卫生，常用药液含漱；内服中药汤剂，每天2～3次。

在急性扁桃体炎发病期间，静养休息是必不可少的，有些患者不知轻重，以为只要有药吃就可以坚持工作；有些家长认为咽喉痛是小事，让患病的小孩照常上学甚至参加考试和体育活动，结果很可能延误病情，导致疾病难以得到迅速治愈，甚至出现并发症。

2. 饮食调养

急性扁桃体炎患者宜进清淡和易消化食物，忌食辛辣炙煿煎炒、肥甘厚味、补益、收敛固涩类食物。患者在发病时宜进食豆芽、绿豆、赤小豆、高粱、薏苡仁、番薯、萝卜、丝瓜、黄花菜、荸荠、冬瓜、芭蕉、梨、枇杷、西瓜、草莓、橄榄等，宜多服清凉润肺的饮料，如荸荠、白茅根、竹蔗煎水，或玄参、生地黄、麦冬煎水。忌辣椒、胡椒、姜、芥末、榨菜、牛肉、羊肉、狗肉、公鸡、鲤鱼、糯米、烟、酒等。水果类要忌食菠萝、芒果、荔枝、龙眼、榴莲等。另外，要补充足够的体液，务求大小便通畅，以利于邪气排出。

如下食疗方可选用：

（1）蒲公英粥：蒲公英15～20克（鲜品全草60～90克），洗净、切碎，煎取药汁，去渣，入粳米50～100克同煮为稀粥，能清热解毒排脓。

（2）薏苡仁粥：薏苡仁、大米各适量，煮粥，有清热利湿之功效。

（3）石膏粥：生石膏60～120克，捣碎，入砂锅煎汁去渣，再入粳米50～100克同煮稀粥，可清热泻火，于高热者最宜。

（4）西瓜皮60克，水煎服或用鲜西瓜取汁代水饮，可治咽喉疼痛、高热不退。

（5）萝卜幼苗60克或陈萝卜苗15克，煎浓汁服食，能清热导滞利咽喉。

（6）萝卜橄榄茶：用白萝卜、橄榄适量，水炖代茶，不拘时服，能清热导滞利咽喉。

（7）荸荠茶：新鲜荸荠榨汁与茶叶冲泡饮用，有清火解热的作用。

（8）鲜阳桃每日两三次、每次一两个口服，治咽喉疼痛。

（9）丝瓜速溶饮：经霜老丝瓜一条，洗净去子切碎加水适量煮1小时去渣，小火煮至黏稠，待冷加入白砂糖粉500克，混匀晒干备用，每次10克，沸水冲化代茶频饮，能清热解毒、利咽止痛。

（10）鱼腥草猪肺汤：鲜鱼腥草60克，猪肺约200克，洗净除去泡沫，加清水适量煲汤，食盐少许调味，饮汤，能清热解毒、理肺排脓。

（四）预防

（1）急性扁桃体炎是一种传染病，要预防本病的发生，应远离传染源，与患者接触时应有防护措施如戴口罩等。

（2）饮食要有节制，忌食过量肉类、冷饮及煎炸、肥甘之品，保持大便通畅。经常晨起饮一杯淡盐水可清热降火，临睡前饮一汤匙蜂蜜可润肺解毒，避免热毒内积从而预防发病。

（3）注意气候变化，避免受寒。

（4）劳逸适度，不宜超过夜间11点睡觉，以免虚火上炎。

（5）经常体育锻炼以增强体质。

（6）注意口腔和咽腔的清洁。

（7）耳穴贴压法。《灵枢·口问》说："耳为宗脉之所聚。"耳与经络、脏腑的联系非常密切，《苏沈良方》云："摩熨耳目以助真气。"扶正可祛邪，机体抵抗力强，则病邪无隙可侵。由此可见耳穴在疾病预防中的重要性。肺主气、司呼吸、合皮毛，体表皮肤是人体卫外阳气敷布的地方，风热邪毒侵犯人体，首先犯肺，咽喉首当其冲，因此，补肺气可增强机体抗御外邪的能力，刺激耳尖、风溪、肾上腺、内分泌、耳轮（1~4）等耳穴可抗感染、抗风湿、抗过敏；肺、咽喉、扁桃体等耳穴是人体相应部位之穴，其功能为消炎止痛。以上耳穴共同作用，可提高人体抗病能力，有效预防急性扁桃体炎。实验观察表明，经常接受耳穴贴压者本病的发病次数明显减少。

做法：耳穴取扁桃体、咽喉、肺、内分泌、肾上腺、耳尖、风溪、耳轮（1~4）。先将耳郭用75%的酒精棉球脱脂去污，然后将王不留行或磁珠粘附在大小约0.6厘米×0.6厘米的胶布上，贴压到上述耳穴处，嘱患者自行在穴位上用手按压，每次每穴1~2分钟，以有轻微疼痛感和耳郭发红为度，每日3~4次，两耳交替贴压，3天更换1次，10次为1个疗程。

（8）保健灸法。同急性咽炎灸法。

（9）患本病后治疗要彻底，特别是化脓性扁桃体炎的疗程要足够，以免复发。

四、慢性扁桃体炎

慢性扁桃体炎是一种常见疾病，多由急性扁桃体炎反复发作所致。患急性传染病（如猩红热、麻疹、流感、白喉等）可引起慢性扁桃体炎，鼻腔及鼻窦感染也可伴发本病。病原体以链球菌及葡萄球菌等最为常见。对于本病的发病率，国内外调查报告差别很大，从2%到20%不等。发病年龄，一般以7～14岁为最多，青年次之，老年最少，两性差别不大。

慢性扁桃体炎属于中医"乳蛾"的范畴，根据其病因病机又有"虚火乳蛾"之称。

（一）病因病理

急性扁桃体炎发病时，隐窝内上皮坏死脱落，细菌及炎性渗出物聚集其中，可产生小溃疡及瘢痕导致引流不畅，适于细菌生长繁殖，故感染不易消除。急性扁桃体炎屡发，机体抵抗力降低或治疗不彻底，则易转为慢性。本病亦可继发于某些传染病之后，特别是猩红热、白喉、麻疹等。本病发生之机理尚不清楚，但近年来基于免疫学的观点认为，患者自身的变态反应为引起慢性扁桃体炎的重要机制：扁桃体窝内的细菌毒素或其代谢物或病毒进入体液后，机体抗体形成，扁桃体内的抗原与抗体结合后的产物有复合免疫作用，对组织细胞有害，有利于感染，以致扁桃体的慢性炎症反复不愈。

中医认为本病多因风热乳蛾或风热喉痹未能及时彻底治愈，缠绵日久，邪热伤阴而形成，或温热病后余邪未清而引发，临床表现以肺阴虚和肾阴虚为多见。其主要病因病机如下。

1. 肺阴虚损

肺阴虚，津液不足，则津液不能上输以滋养咽喉，阴虚内热，虚火上炎，灼于喉核而为病。

2. 肾阴亏虚

肾阴虚，咽喉失于濡养，虚火循经上炎，结于咽核而为病，如《石室秘录》说："阴蛾之症，乃肾水亏乏，火不能藏于下，乃飞越于上……乃结成蛾。"

小儿脏腑柔弱，形气未充，易为外邪所感，病后不仅阴液受伤，阳气也常受损，抗病能力减退，邪毒虽不甚重，但因正气虚弱，故不易消除而留滞于咽喉，日久不去，气血凝结不散，肿而为蛾。

3. 痰瘀困结

虚火乳蛾反复发作，邪毒滞留不去，气血不和，痰瘀内生，邪毒痰瘀结聚于喉核而为病。

（二）中医药治疗要点

1. 辨证治疗

（1）肺阴亏虚。

主证：咽喉干燥不适，微痛、微痒、干咳无痰或痰少而黏，哽哽不利，午后症状较明显，伴有颧红，精神疲乏，手足心热，讲话乏力。

检查：扁桃体潮红连及周围，上面或有黄白色脓点。舌质红或干，少苔，脉细数。

治法：养阴清肺，生津润燥。

方药：养阴清肺汤（《重楼玉钥》）加减。

生地黄30克，玄参15克，麦冬15克，白芍15克，牡丹皮12克，川贝母10克，薄荷6克，甘草6克。

加减法：大便干结者加瓜蒌仁15克，火麻仁15克；兼脾气虚者去生地黄，加太子参15克，白术10克，陈皮3克；午后潮热者加知母、地骨皮各10克。

（2）肾阴虚损。

主证：咽喉干燠不适，微痛，哽哽不利，口干不喜多饮，全身并有头晕眼花，耳鸣，耳聋，腰膝酸软，虚烦失眠。

检查：扁桃体潮红连及周围，上面或有黄白色脓点，或当被挤压时，有黄白色脓样物溢出。舌红少苔，脉沉细数，尺脉弱。

治法：滋阴降火，清利咽喉。

方药：知柏地黄汤（《医宗金鉴》）加减。

知母10克，黄柏10克，熟地黄30克，山药30克，山萸肉15克，茯苓10克，牡丹皮12克，泽泻10克，石斛15克，玄参15克，麦冬15克。

加减法：潮热盗汗者加银柴胡、白薇各10克；虚烦失眠者加酸枣仁15克，合欢皮10克。阴虚及阳者，宜阴阳双补，可改用肾气丸（《金匮要略》）：熟附片6克，熟地黄30克，山药30克，山萸肉15克，茯苓10克，牡丹皮10克，泽泻10克。

（3）痰瘀困结。

主证：咽部微痛、咽干、咽痒、哽哽不利、痰黏难咯，或痰多咳嗽，易恶心作呕。

检查：扁桃体潮红或暗红连及周围，扁桃体表面不平，肿胀，有瘢痕，或有极细白色星点，或有黄白色脓点，挤压时有干酪样物溢出。舌质淡暗或有瘀点、瘀斑，苔薄白，脉弦滑。

治法：养阴利咽，化痰散结。

方药：贝母瓜蒌散（《医学心悟》）加减。

川贝母15克，瓜蒌皮15克，天花粉15克，茯苓15克，橘红10克，桔梗10克。

加减法：咽喉燠热者，加牡丹皮、知母各10克；恶心易呕者，加法半夏、紫苏子各10克；舌有瘀点、瘀斑者，选加桃仁、赤芍各10克，毛冬青15克；咽干津少者，加沙参、麦冬、百合各10克。

2. 外治

（1）烙法：是保存扁桃体、治愈慢性扁桃体炎的首选有效方法。患者取正坐位，尽量张大口，医生持压舌板压下舌前1/3并令患者发"啊"音。另一手持特制的小烙铁置酒精灯上烧红后，蘸香油并在压舌板上轻点一下去除多余的香油，然后迅速而准确地烙在扁桃体上，闻有烙声响即取出烙铁，每侧扁桃体可烙5～10下，以表面出现黑褐色为度，每周烙1～2次，烙后予漱口液每天漱口5～6次。再次施烙的时间以前次形成的烙痂脱落后为佳，至扁桃体逐渐缩小为Ⅰ度肿大、表面平滑即可停烙。一般扁桃体Ⅲ度肿大者须烙25～30次，Ⅱ度肿大者须烙15～20次。本法尤其适用于全身情况不宜手术者，但急性炎症患者及年龄太小不能合作的儿童禁用。此法疗效确切，痛苦极少，患者治疗期间可正常进食和工作。

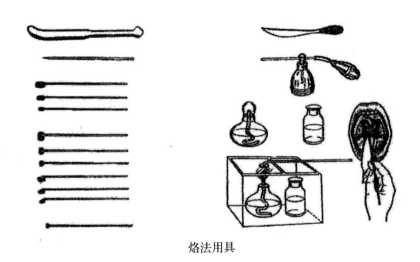

烙法用具

（2）急性扁桃体炎的外治法都可以酌情选用，也可以用口腔冲洗器对扁桃体周围和隐窝进行冲洗。

3. 临床心得

慢性扁桃体炎需要较长的治疗时间，特别是那些肿大的、隐窝开口较深的、有脓栓的扁桃体更是常常急性发作，光靠药物治疗很难根治；如果施行手术摘除，就等于把这一器官给抛弃了，而不能说是把扁桃体的慢性炎症治愈了。只有在保存扁桃体的情况下又治好了其炎症，才能说是真正治愈了疾病。中医在这一方面有独特的优势，烙法治疗慢性扁桃体炎是中医喉科的一朵奇葩，它可以去除病变的组织，使扁桃体体积变小、隐窝变浅、脓栓不再出现，扁桃体的充血也会慢慢消退。这种治法疼痛很小（也可以使用黏膜麻醉药以至无痛），一般5岁以上的儿童经过说服教育可以配合接受治疗。治疗期间可以正常进食和工作，如配合药物治疗则效果更好。在免疫学对扁桃体生理功能的认识越来越深入的今天，烙法治疗慢性扁桃体炎就显得更有现实意义。

（三）调养与康复

1. 一般调养

参见前文慢性咽炎的调养与康复。

2. 饮食调养

本病多数患者以进食性凉食物为宜，可吃西瓜、黄瓜等清热生津之水果和蔬菜，应忌温热之品，忌辛辣油腻厚味及酒，以免助湿生热。宜食稀软清淡之品，过硬之物易刺激喉部难以吞咽而引起疼痛。

如下食疗方可选用。

（1）蜜饯油柑：取新鲜油柑（即余甘子，为大戟科余甘子的果实）

洗净晾干，放入蜂蜜中泡浸7天后即可食用，每次食10~15枚。适用于慢性扁桃体炎，有清热化痰、生津利咽的作用。

（2）鱼腥草煲猪肺：新鲜鱼腥草60克，猪肺200克。将猪肺切成块状，用手挤洗去除泡沫，加清水适量煲汤，食盐少许调味，饮汤食猪肺。适用于慢性扁桃体炎，有清热解毒、止咳利咽的作用。

（3）橄榄酸梅汤：鲜橄榄（连核）60克，酸梅10克。稍捣烂，加清水3碗煎成1碗，去渣加白糖适量调味饮用。适用于慢性扁桃体炎，有清热解毒、生津止咳、利咽散结的作用。

（4）七星剑花猪肺汤：剑花（又名霸王花）25~30克（鲜品200~250克），猪肺250~300克（用猪瘦肉亦可）。加水放瓦锅内煮1~2小时后服用，有清肺热、除痰火之功效，主治扁桃体肿大、颈部淋巴结肿大、咽喉有痰等症。

（5）罗汉果瘦肉汤：罗汉果5~10克（半个），猪瘦肉约150克。加水适量煲汤，食盐少许调味，饮汤。可理痰清火，适用于慢性扁桃体炎、淋巴结炎。

（6）银麦甘桔饮：金银花9克，麦冬20克，生甘草6克，桔梗6克，冰糖适量。将上料用开水浸泡，代茶饮之。每日泡1剂，日服数次。适用于慢性扁桃体炎，有养阴清热的作用。

（7）石斛炖雪梨：石斛20克，生地黄20克，雪梨50克。加清水一碗，放炖盅内隔水炖1小时，白砂糖适量调味。每日分2次食雪梨饮汤。适用于慢性扁桃体炎，有养阴清热生津的作用。

五、扁桃体周围脓肿

扁桃体周围脓肿为扁桃体周围间隙内的化脓性炎症。早期（一般2~3

天）发生蜂窝织炎时称为扁桃体周围炎，稍后（一般5～6天）炎症进一步发展可形成脓肿。

本病临床上以高热，咽痛剧烈，一侧腭弓明显充血、肿胀，局部隆起，甚则张口困难为特点。

扁桃体周围脓肿属于中医学"喉痈"的范畴，又有"喉关痈"之称。

（一）病因病理

西医认为扁桃体周围脓肿常继发于急性扁桃体炎或慢性扁桃体炎急性发作期，尤以后者多见。常见致病菌有乙型溶血性链球菌、甲型草绿色链球菌、金黄色葡萄球菌等，厌氧菌感染也可致本病发生，混合感染者亦有之。

感染发生后，由于扁桃体隐窝特别是扁桃体上隐窝被堵塞，引流不畅，导致感染进一步向深层浸润，最终穿过扁桃体被膜，进入扁桃体周围间隙形成蜂窝织炎，继之组织坏死液化，形成脓肿。1994年Passy提出新的观点，认为Weber唾液腺与本病的形成有密切关系，较合理地解释了本病的某些临床表现。

本病多发生于一侧。临床上常根据其发病部位的差异而分为前上型和后上型两种。前者脓肿位于扁桃体上极与腭舌弓之间，较常见；后者脓肿位于扁桃体上极与腭咽弓之间，较少见。

中医认为本病多因肺脾胃素有积热，复感风热邪毒，或因过食辛辣炙煿、醇酒厚味，或因乳蛾之热毒壅盛，侵犯喉核周围而致。正如《咽喉经验秘传·喉症用药细条》所说，"喉痈因过食辛酸炙煿、厚味醇酒感热而发"，指出了本病发生的原因。

在本病发生的过程中，外邪内热搏结于咽峡和扁桃体周围，以致气血凝滞、热毒困结，熏灼血肉，终致化腐成脓而为痈。《重楼玉钥》说：

"肺脾热壅，熏发上焦，攻于咽喉，结聚肿痛，不得消散，热气炽盛，致结成痈。"《灵枢·痈疽》亦谓："营卫稽留于经脉之中，则血泣而不行。不行，则卫气从之而不通，壅遏而不得行，故热。大热不止，热胜则肉腐，肉腐则为脓。"本病初期为外邪侵袭，热毒搏结；继之热毒困结，肉腐酿脓；后期痈溃脓出，热毒外泄而愈，亦有脓毒走窜热入营血出现并发症者。

（二）中医药治疗要点

扁桃体周围脓肿的治疗宜内治外治兼施，其病程可分为脓肿形成前、脓肿形成后、脓肿消退后三个阶段，或称前、中、后阶段。脓肿形成前，要力求令其消散；脓肿形成后，要使脓液尽早排出排净；脓肿消退后，宜扶正祛邪，加速康复，并择期行扁桃体切除术，以防复发。

1. 辨证治疗

本病为实热之证，初期咽痛（多为单侧）较轻，发热恶寒为风热在表，宜疏风清热、解毒消肿；继而咽痛较剧，高热、便秘，为邪毒传里，宜清热解毒、活血排脓；若壮热烦躁，头痛如劈，甚则神昏谵语，为邪热内陷营血，宜清营凉血、解毒开窍；后期痈溃脓出，热毒外泄，诸症随之减轻，但可有倦怠、纳呆、口干之象，为气阴两虚，宜清热解毒、益气养阴。

（1）风热在表。

主证：本病初起，患者多有发热恶寒，头痛，口干，咳嗽，咽喉疼痛，进食时加重。

检查：单侧咽峡和扁桃体周围充血肿胀。舌质红，苔薄白或薄黄，脉浮数。

治法：疏风清热，解毒消肿。

方药：五味消毒饮（《医宗金鉴》）加味。

金银花15克，野菊花15克，蒲公英15克，紫花地丁15克，紫背天葵12克，荆芥6克，防风10克，白芷10克。每日1剂，水煎服。

加减法：若肿痛甚，可加射干12克，山豆根6克，天花粉15克，以清热利咽、解毒消肿；咳嗽者加枇杷叶12克，北杏仁12克，冬桑叶12克，以疏风清热、止咳利咽。

（2）邪热传里，化腐酿脓。

主证：起病数日，单侧咽部剧痛，张口吞咽困难，高热不退，头痛剧烈，口干渴喜饮，口气秽臭，痰涎壅盛黄稠，大便秘结，小便黄。

检查：扁桃体被推向前下方或内下方，悬雍垂亦被推向对侧，患侧腭咽弓或腭舌弓极度红肿，光亮高突，或按之柔软有波动感等。舌质红，苔黄厚或黄腻，脉洪数。

治法：清热解毒，活血排脓。

方药：杨氏消痈汤。

蒲公英15克，金银花15克，黄芩12克，连翘12克，车前草30克，白芷10克，浙贝母12克，玄参12克，生地黄15克，赤芍12克，当归尾5克，皂角刺10克，穿山甲10克（现已禁用），天花粉15克，桔梗10克，生甘草3～10克。每日1剂，水煎2次分服，体壮病重者可以日进2剂。

（3）热入营血（此型为本病病情加重而出现的变证之候，若治疗得当，可不出现此型）。

主证：咽喉疼痛持续，壮热烦躁，头痛如劈，神昏谵语，痰鸣气急。

检查：除有扁桃体脓肿体征外，舌质红绛而干，脉细数。

治法：清营凉血，解毒开窍。

方药：清瘟败毒饮（《疫诊一得》）加减。

犀角（水牛角代）60～90克（先煎），黄连6克，黄芩9克，山栀子6克，生石膏30克（先煎），知母9克，赤芍9克，牡丹皮6克，生地黄20克，玄参9克，淡竹叶12克，连翘12克，桔梗6克，甘草3克。每日1剂，水煎服。

加减法：若高热烦躁较甚，加紫雪丹以加强泻热除烦开窍；若痰涎壅盛、气急痰鸣、神昏谵语，加安宫牛黄丸以豁痰辟秽、开窍醒神。

（4）热毒外泄。

主证：扁桃体周围脓肿经切开排脓或穿刺抽脓后，咽喉疼痛随脓液排出而逐渐减轻乃至消失，发热、头痛等症也迅速消失。此时患者常觉倦怠乏力，纳呆，口干渴引饮。

检查：咽部体征日渐减退，舌淡红，苔黄而干，脉细数。

治法：清热解毒，益气养阴。

方药：沙参麦冬汤（《温病条辨》）加味。

北沙参20克，麦冬15克，玉竹15克，天花粉15克，生甘草3克，桑白皮15克，赤芍12克，牡丹皮12克，浙贝母12克，金银花15克，蒲公英15克。每日1剂，水煎服。同时可用西洋参切片含服。

加减法：阴亏大便干结者，加生地黄18克，玄参15克；仍有咽喉疼痛、舌苔黄厚者，加黄芩12克，薏苡仁15克，以清热利湿。

2. 外治

（1）针灸：有泻热解毒、消肿止痛的作用，无论脓肿未形成或脓肿已形成都可选用（孕妇慎用或忌用）。

针刺：取颊车、内关及合谷穴，用泻法，每日1次，能疏导气血、清泄热毒。

刺血：选用双耳尖、少商、商阳等穴位，使之出血0.5～1毫升以泄热毒；或于本病未成脓时，用三棱针于患处黏膜浅刺5～6次，使少许血出，能泻热、消肿、止痛。

（2）擒拿法：本法能减轻咽喉疼痛，帮助患者进食，适用于咽喉肿痛、吞咽困难者。

单侧擒拿法：患者正坐，手向侧平举，拇指在上，小指在下，若患者左手平举，术者立于患者举手之正侧面，用左手食、中、无名指紧按患者鱼际背部（相当于合谷穴处），小指扣住其腕部，拇指与患者拇指相对，并用力向前压紧，另用右手拇指按住患者锁骨上缘肩关节处（相当于肩髃穴），食、中、无名指紧握腋窝，并用力向外拉。此时，助手即可把汤药或稀粥喂给患者吞服。

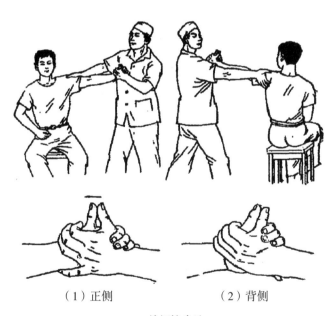

（1）正侧　　　　　　　（2）背侧

单侧擒拿法

双侧擒拿法：患者坐在凳子上，术者站在患者身后，用两手从患者腋下伸向胸前，并以食、中、无名指按住患者锁骨上缘，两肘臂压住患者胁肋，同时术者胸部贴紧患者背部。这时术者两手用力向左右两侧拉开，同时，两肘臂和胸部将患者胁肋及背部压紧。这样三方面同时用力，可使患者咽部松动，便于吞咽，此时助手即可把汤药或稀粥喂给患者服食。

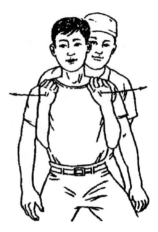

双侧擒拿法

（3）吹药：将药粉吹于患处，有清热解毒、去腐消肿的作用，适用于各型患者。每次吹药少许，每日6～7次，可选用双料喉风散、冰麝散（黄柏3克，黄连3克，甘草1.5克，麝香0.3克，鹿角霜15克，玄明粉3克，明矾1.5克，硼砂7.5克，冰片1.2克。先将黄柏、黄连、甘草混合粉碎，过筛，再加入其余各药，研磨后再过7号药典筛，装瓶密闭）或复方西瓜霜（西瓜5千克左右，芒硝750克，冰片75克。在秋凉季节，取新鲜成熟外皮无损伤的西瓜，在藤蒂处挖一约2寸见方的小口，掏出部分内瓤，装入芒硝、冰片，将挖下的瓜皮原样盖好，以绳缚住，悬挂于阴凉通风处，俟瓜皮外析出白色结晶物，随即收集，至无结晶物析出为止，最后研磨过7号药典筛装瓶备用）。

（4）含漱：杨氏漱口方水煎2次，混匀含漱，每日次数不拘。有疏风清热、止痛消肿之功效，适用于急性扁桃体周围炎患者。

（5）外敷：颌下或颈部有淋巴结肿痛者，可用有清热散结作用的药物外敷，每日1～2次。可选用双柏散、如意金黄散（大黄12克，黄柏15克，姜黄9克，白芷9克，生南星9克，陈皮6克，苍术12克，厚朴9克，甘草3克，天花粉15克。共研细末）。

（6）放脓：在确认痈肿形成后，应立即放脓，使热毒外泄，以减轻症状，促进痊愈，同时也可防止引起咽旁脓肿等并发症的发生。放脓时用注射器接长穿刺针头，从痈肿高突处刺入，抽吸脓液务尽，可根据情况翌日再行穿刺抽脓。也可用三棱针刺破痈肿或用小刀切开排脓。

3. 临床心得

扁桃体周围脓肿治疗的关键是早期明确诊断，本病症状的特点是单侧咽痛，这是与急性咽炎、急性扁桃体炎等其他急性咽喉病最明显的区别症状；一旦诊断明确，使用穴位放血、点灸、内服杨氏消痈汤、局部放血放脓、含漱等综合治疗措施，即能迅速缓解病情。在有条件的地方，配合使用中药制剂静脉输液，效果更好；如果进饮食有困难，使用擒拿法可以使患者顺利内服中药。本病治疗时间比起急性扁桃体炎要长，治疗及时、过程顺利的话一般也需要两周以上方能彻底治愈，不能过早停止治疗。

（三）调养与康复

1. 一般调养

患病期间宜静养，多休息，多饮水，饮食以清淡、软、富营养为主，咽痛严重时，可多进流质，必要时可用静脉输液。要保持大便通畅。注意口腔清洁护理，视情况每日漱口5～10次，也可于早、晚或饭后用生理盐水或30%双氧水棉球清拭口腔和咽腔，以保持清洁。

2. 饮食调养

本病患者宜食流质或半流质、易消化且营养丰富的食品。忌烟酒，烟酒均可使局部炎症加重，并降低治疗药物的疗效；忌食辛辣、煎、炒、炸食物和生、冷、硬食物。辛辣、煎、炒、炸食物是发生脓肿的病因和诱因，患本病后如食用这些食物犹如火上加油，可使病情加重；由于患者咽部肿胀，张口受限，咀嚼食物困难，胃肠功能降低，因此食用生、冷、硬食物易使咽痛加重或并发消化不良。

如下食疗方可选用：

（1）赤小豆粥：赤小豆适量，浸泡半天，与粳米100克同煮为粥，适用于扁桃体周围脓肿，有清热解毒、消肿排脓的作用。

（2）绿豆粥：绿豆适量，浸泡半天，与粳米100克同煮为粥，适用于扁桃体周围脓肿，有清热毒凉血之功。

（3）双花杏蜜饮：金银花10克，菊花10克，杏仁10克，蜂蜜30克。先将金银花、菊花、杏仁（研泥）共煎成药汁，去渣，贮瓶内，分次兑入蜂蜜。代茶频饮，有清热解毒之功。

（4）银蒲饮：蒲公英30克，忍冬藤60克，加水煎煮取汁，去渣，加酒适量，饭前服。适用于扁桃体周围脓肿，具有解热毒、消痈肿的功效。

（5）鱼腥草饮：鲜鱼腥草250～1000克（或干品30～60克）。鲜鱼腥草捣汁饮。干品用冷水浸泡2小时后，煎煮一沸，取汁，去渣，频饮。适用于扁桃体周围脓肿，具有清热解毒、消痈排脓的功效。

（6）冬瓜子茶：冬瓜子30克，红糖适量。先将冬瓜子捣烂，煎汤，去渣，溶入红糖，代茶饮用。适用于扁桃体周围脓肿，能清热解毒、排脓消痈。

（7）桃仁粥：桃仁10～15克，粳米30～60克。将桃仁捣烂如泥，加水研汁去渣，以汁煮粳米为粥。1日内分2次空腹温食。本品具有活血化瘀、消肿散结的功效，并兼能止咳通便，适用于扁桃体周围脓肿局部肿胀难消者。

（四）预防

（1）注意劳逸结合，避免过度劳累与安逸，保证充足的睡眠，保持空气清新，避免有害气体刺激。据临床观察，相当多的病例由过度疲劳、睡眠不足而诱发。

（2）节制饮食，饮食以清淡为宜，多吃易消化食品及蔬果，戒烟酒及辛辣炙煿膏粱厚味，以免生痰化火或胃腑蕴热。据临床观察，相当多的病例发病前有饮食不当的诱因。

（3）进食时宜细嚼慢咽，以免咽喉受损，毒邪入侵；平时注意保持口腔及咽部清洁，进食后漱口，最好用淡盐水或绿茶漱口。

（4）保持大便通畅。

（5）增强体质，提高身体抗病能力。

（6）急性咽喉和口腔疾患常为本病的病因，因此，应当积极治疗，以免拖延时日，邪毒蔓延而致病；如有慢性扁桃体炎，应积极处理，必要时考虑行扁桃体切除术。

（7）为了预防扁桃体周围脓肿反复发作，可考虑在脓肿消退两周后切除扁桃体。

六、咽喉科临床用药心得

（1）桔梗：味苦、辛，性平，可镇咳祛痰、利咽开音，适用于咽喉病实证，素有胃病、气虚、阴虚者慎用。

（2）甘草：味甘，性平，可清热泻火止痛、解毒祛痰，能保护发炎的呼吸道黏膜，减轻刺激。

（3）金银花：味甘，性寒，入肺、胃、心经，可清热解毒，适用于咽喉肿痛，多与连翘、板蓝根等配合使用。据临床报道，本品配黄芩（有银黄注射液、蓝芩口服液等剂型）对上呼吸道感染、急性扁桃体炎有较好疗效。

（4）连翘：味苦，性微寒，入心、肺、胆经，可清热解毒、消肿散结。适用于热病初起或外感风热所致的发热头痛、咽喉肿痛等。药理研究表明，本品对肺炎双球菌、溶血性链球菌等均有抑制作用，对流感病毒亦有抑制作用。

（5）板蓝根：味苦，性寒，入心、胃经，可清热解毒、凉血消斑。常用于急性热病及热毒所致咽喉肿痛、热毒斑疹等，常与黄连、黄芩、连翘、玄参等同用。其实此药味道不算苦，性也只是凉，不算寒。

（6）山豆根：味大苦，性大寒，入肺、胃经，可清热解毒、利咽喉。适用于肺胃火毒上攻所致的咽喉或牙龈肿痛。本品味道极苦，易伤及胃气，患者服药后可能出现呕吐，故小儿和非病重里热实者不宜用，证属虚火、风寒者，以及脾虚便溏者，均当禁用。杨志仁极少使用本品，并说："即使运用对证，药量也要谨慎，成人用量以每日最多5克为宜，且要每日观察患者服药后的反应再决定是否再用。"

（7）马勃：性辛，味平，入肺经，可清肺利咽、止血。适用于肺经邪热所致的咽喉肿痛、咳嗽失音等症，常与玄参、桔梗、板蓝根、甘草等同用。

（8）射干：味苦，性寒，入肺经，可清热解毒、祛痰利咽。适用于痰热壅盛所致的咽喉肿痛，常与牛蒡子、金银花、桔梗、甘草等药同用。药理研究表明，射干能消除上呼吸道炎性渗出物，有祛痰作用，并有止痛、解热作用。

（9）牛蒡子：味辛、苦，性微寒，入肺、胃经，可疏散风热、解毒透疹，有通便泻下作用。适用于咽喉肿痛：属风热者，常配荆芥、薄荷、桔梗、金银花、连翘等；属火毒盛者，可配大黄、黄芩等。平素体质欠壮实或脾虚者慎用。

（10）岗梅根：味苦、甘，性寒，入肺经，可清热解毒、润肺止渴。适用于喉痛口渴、咳血等。据《实用中草药》载，本品"治急性扁桃体炎，咽喉炎，肺脓肿，感冒"。

（11）薄荷：味辛，性凉，可解表、宣肺、疏肝、散风消肿、止痛止痒、利咽喉，阴虚血燥、肝阳偏亢、表虚多汗者忌用。

（12）荆芥：味辛，气香，性微温，可疏风宣肺，风寒风热者均可用。荆芥温而不燥，前人有"咽痛必用荆芥"的说法，但应注意表虚自汗和阴虚火旺者不宜。

（13）蝉蜕：味咸，性寒，可清肺热、开音，有抗过敏作用。

（14）人参叶：味苦、甘，性微寒，可生津清热、解酒醉，适用于咽喉肿痛、声嘶。

（15）胖大海：味甘，性寒，可清肺热、润燥通便，适用于肺热失音。

（16）木蝴蝶：味甘、淡，性凉，可润肺疏肝、止咳开音。

（17）咸竹蜂：味咸、苦，性平，可清风热、利咽消肿开音，适用于咽喉肿痛属热证者，可单味加盐捣烂，开水冲泡内服。

（18）僵蚕：味咸、辛，性平，可祛风散热消痰、消肿开音，适用于急性咽喉炎、扁桃体炎、扁桃体周围炎等。

（19）诃子：味苦、酸、涩，性平，可敛肺止咳、开音，适用于久咳、干咳、声音嘶哑，有抗菌、抗病毒、收敛作用。

（20）西青果：味苦、酸、涩，性平，含鞣质，有抗菌、抗病毒、收敛止泻作用，能利咽、开音、敛肺、止咳，适用于久咳、干咳、声音嘶哑，常用于慢性咽炎、慢性扁桃体炎、慢性喉炎、口腔溃疡等疾病。可用开水洗净后含服，或水煎内服。

（21）蜡梅花：味辛、苦，性平，可清热凉血解毒、理气活血生肌，适用于风火喉痛、声音嘶哑。

（22）杏仁：味苦，性温，有小毒，可宣肺降气，能祛痰止咳平喘、润肺，常用于治疗急慢性咽喉炎、气管炎等疾病。

（23）石菖蒲：味辛，性温，可芳香开窍、祛痰去浊，适用于声音嘶哑，能消除声带水肿。

（24）玄参：味甘、咸，性寒，可清热解毒、养阴散结，适用于热毒炽盛之咽喉肿痛、白喉、痰火结核等，亦可用于肾虚虚火上炎之头痛、耳鸣、咽喉肿痛、口舌生疮等症，脾胃有湿及脾虚便溏者忌服。

（25）浙贝母：味苦，性寒，可清化热痰、散结，适用于咽喉肿痛、痰多、痈疡肿毒、颈部痰火结核等症。

（26）车前草：味甘、淡，性寒，可清肺祛痰、止咳利水，适用于急性扁桃体炎、咽喉化脓性病变，如用鲜品效果更好，成人可用60克/次。

（27）蒲公英：味苦、甘，性寒，可清热解毒、消痈散疔，适用于治疗扁桃体炎、扁桃体周围脓肿、鼻窦炎、外耳道炎、化脓性中耳炎等。根据杨志仁的经验，此药是痈疮要药，与其他清热解毒药相比，其特点是不伤胃气，可以放心使用。

（28）白芷：味辛，性温，可祛风燥湿、消肿排脓止痛，入肺、脾、胃经，三经之风热、湿热均可用之。杨志仁常用此药治疗喉痛、鼻塞、鼻渊、疮疡等症。白芷还有芳香行气健脾之效，在方剂中配伍大队的苦寒药，可以有效制约苦寒药对脾胃的伤害，用量以1.5～6克为宜。

（29）瓜蒌皮：味甘，性寒，可清肺化痰、理气宽胸，适用于咽痛、咳嗽、声嘶、喉痛、肺痈、痈疮肿毒等，大便秘结者可用瓜蒌仁，全瓜蒌用于带状疱疹有良效。此药以用于热证为宜，寒痰、湿痰、脾虚者不宜。

（30）黄精：味甘，性平，入脾、肺、肾经，可补中气、润心肺、强筋骨、平补气血，杨志仁特别指出此药对结核病有良效，可用于治疗咽喉结核病。

七、对于食管异物非手术疗法的探讨

食管异物是耳鼻咽喉科常见的急症。食管异物种类繁多，常见的异物有枣核、鸡鸭鹅骨、鱼骨、杏核、金属、塑料、钱币、图钉、铁丝、笔帽、别针等。若食管异物处理不当，常延误病情，继发感染和食管穿孔；如异物刺入、溃破主动脉弓或锁骨下动脉，可引起致命性大出血。

异物停留部位：最常见于食管入口处，约占69%，因此处是食管最狭窄的部位；次常见于主动脉弓区及近气管分叉处，即所谓第二及第三生理狭窄处，此处存在异物最危险，因其紧贴大血管；异物停留于食管下段者较为少见。食管异物发生后，可对食管及其邻近组织造成损伤，情况严重或处理不当时，可危及生命。

祖国医学认为咽喉、食管为水谷出入之通道，异物停留于咽喉、食管部，刺伤肌膜血脉，可导致局部疼痛、异物感、唾涎带血。如肌膜损伤染毒，可致患处红肿、腐烂、溢脓、吞咽时疼痛加剧。如患处气滞血瘀化热加之邪毒乘虚侵袭，火热瘀蕴积，灼伤肌膜血脉，化腐成脓、腐烂，甚则可出现全身发热、恶寒、口臭、口渴、大便秘结等热毒弥漫三焦的重症。

在医疗条件日益改善的情况下，食管异物患者可以迅速到有条件的大医院就诊，必要时可以通过手术将异物取出。在医疗设备欠缺的地方，医生也可以尝试用简易方法处理某些情况的食管损伤或食管异物。

（一）发病时间短、刺入不深，可以被胃酸消化的异物

对于发病时间短的、估计刺入不深，可以被胃酸消化的异物（如小鱼刺、小片鸡骨），可以给患者吞服放射科使用的产气粉，以利于食管扩张，把骨刺推进胃内，让胃酸将其消化或排出体外。

具体做法：产气剂（口服遇水后可产生二氧化碳气体，配合X线双重

造影可用于诊断）3克，置于口腔深部，捏紧鼻孔，饮冷开水约10毫升，喝水后紧闭嘴巴，用力将水咽下，让产气剂粉末遇水后产生的大量气体迅速进入咽部和食管，使食管在瞬间急剧扩张，食管异物得以松脱下移，如有条件即时做X线食管吞钡棉透视检查可以看到异物下行，食管梗阻随即解除。本法由广州中医药大学第一附属医院放射科周伟生副教授创新使用，简单方便易行，无创伤，符合适应证者可以首选此法，但不适用于发病时间长、有食管穿孔可能或者异物为尖锐金属者。

（二）疑似或确诊为食管异物，排除食管穿孔可能性

对于疑似或确诊为食管异物（如骨刺），排除食管穿孔可能性又可以用送入胃肠道的办法来处理的，在对生命安全没有威胁的情况下，可以运用按摩和气功等方法，试行松脱异物。

做法：首先详细了解病情，估计异物停留的位置。安定患者情绪，让患者闭目养神，尽量放松患处，专心想象自己的食管是正常的，很松弛很宽大的样子（如果患者对中医和气功有一定了解和认识，可以对其稍加解释以使其配合，则效果更好，否则以不加说明为宜）。术者对食管所对应的颈、背部的相关部位及与食管相关的经络穴位进行按摩（也可以不做这一步），然后按照中华智能气功学的"拉气治病法"对患处施治，与此同时将事先准备好的温开水一大碗（水量也可以增加，以患者胃纳能够接受为宜）让患者缓缓咽下。患者如出现患处疼痛减轻或消失、异物位置向下移动或消失的感觉，即为有效，治疗即告结束。

此法治疗食管异物的原理：食管本身有扩张和收缩把内容物送入胃部的生理功能，但在异物的刺激下会出现黏膜水肿、肌肉痉挛等变化，加上异物嵌顿、互为因果，就更加剧了梗阻，形成恶性循环，用中医的术语说，就是该处出现"气滞"；按摩颈背部及相关的经络穴位有明显行气止

痛的作用；施行拉气治病法也可止痛，使患处水肿消散并缓解痉挛，加上温开水吞咽时对食管产生的扩张作用，有可能使嵌顿的异物松脱、下移胃部。此疗法能否成功取决于患者的精神和心理状态，异物的性质、形状、梗阻的部位和刺入的深浅、方向等多种因素，与施术者的运气水平也有关系。此法对由于异物损伤引起的疼痛有明显的止痛效果，对某些情况的食管异物有确实疗效，但不是对所有的食管异物都有效。这是个几乎没有流弊的、花费极少的、不会损伤施术者元气的方法，临床上不妨试用（可以用于X线食管吞钡棉透视检查之前，也可以用于上述检查之后）。

拉气治病法是智能气功的入门方法，施术者往往练习数日就可掌握。它是运用大自然的气来治病的方法，不但不损伤施术者的元气，而且是智能功练功、增长功夫的一项措施。具体做法是：术者两手放松，掌心相对置于胸前，做一拉一合的拉气动作，要慢而匀，意念放在两掌中间的虚空之处。通过两手反复拉合，想象仿佛有气球凝聚于两掌之中，这时两手便似有拉不开、合不拢的气感。手有了气感便可以进行治疗，双手或单手对着病位做手转圈的弧形运动，意想着手中气团送入病所并透过病所，同时意念想着"恢复正常"。

（三）疑有食管异物，一时未能发现或取出

对于疑有食管异物，一时未能发现或取出的患者，可以酌情使用中药内服以软化、粘附或松脱异物，清热解毒，止痛化腐。方剂如下。

1. 威灵仙饮（齐强验方）

组成：威灵仙50～90克煎水，冲化白糖30克，加入白醋适量。

用法：分4～6次含服。

功用：威灵仙能散邪、泄水、破坚，据药理研究其有松弛消化道平滑

肌的作用，白醋有散瘀解毒、下气消食、软骨的作用，适用于食管异物。

2. 王德鉴验方

砂仁、草果、威灵仙、乌梅各10克，白糖适量，加水4碗，煎至3碗，徐徐咽饮，可达到行气软骨下骨的作用。

3. 骨梗灵（周添浓验方）

组成：芒箕叶4克，田基黄（全草）3克，菝葜叶4克，薸菜（全草）3克，乌毛厥贯众叶4克，清水煮20分钟取汁，药渣再煮15分钟，过滤浓缩为100毫升。亦可加防腐剂，灌封煮沸消毒后保存备用。

用法：使用时加热至可饮用之温度，15分钟内含服完毕。

功用：适用于咽喉、食管异物。

八、温病学与相关的耳鼻咽喉疾病初探

温病学是研究温病发生发展规律及其诊治方法的一门学科，温病的病种涉及内科、儿科和耳鼻喉科，因此深入学习温病学原著并用以指导诊治相关的耳鼻咽喉疾病是一件很有意义的事。以下就温病学与耳鼻咽喉疾病的联系做初步的探讨，并介绍运用温病学方剂的点滴体会。

（一）温病学与耳鼻咽喉疾病的联系

温病是指由温邪引起的一类外感疾病，临床上以发热为主证，具有热象偏重、易化燥伤阴的特点，有传染性、流行性、季节性和地域性。耳鼻喉科常见的风热喉痹、风热乳蛾，较少见的白喉、烂喉痧等病种都具有上述特点，属于温病学研究的范畴。

在温病学形成之前，古代医家认为外邪入侵人体是从皮毛而入，温病学派创立了邪从口鼻而入之说，叶天士说的"温邪上受"即指病邪由口鼻侵入人体，薛生白指出"湿热之邪从表伤者十之一二，从口鼻吸入者十之八九"，邪气所到之处必然出现种种证候，古人正是从温病初起有口鼻证候而总结出邪从口鼻而入这一论断的。

对于温病过程中人体出现耳鼻咽喉等器官病变的情况古人记述颇多，例如《温病条辨·初秋燥胜气论》云："燥伤本脏，头微痛，恶寒，咳嗽痰稀鼻塞，嗌塞，脉弦，无汗，杏苏散主之。"《温病条辨》卷一上焦篇云："温毒咽痛喉肿，耳前耳后肿，颊肿，面正赤，或喉不痛，但外肿，甚则耳聋……"上述两段描述的是温邪初犯所见证候。在温病的极期也有耳鼻咽喉病变出现，如余霖《疫病篇》中清瘟败毒饮方论云："凡一切火热，表里俱盛，狂躁烦心，口干咽痛，大热干呕，错语不眠，吐血衄血，热盛发斑，不论始终，以此为主方。"该篇指出："咽喉者，水谷之通道，呼吸之出入，毒火熏蒸至于肿痛，亟当清解以通闭塞。"又指出："疫证鼻衄如泉，乃阳明郁热上冲于脑，脑通于鼻，故衄如涌泉。"这几条指明了热病疫证咽痛、吐血衄血的病机和治法。该篇又提到："耳后肾经所属，此处硬肿，其病甚恶……耳中出血不治。"指明疫病可有耳后硬肿、耳中出血等表现且有较大危险性。在温病后期亦有耳和咽喉出血证候，《温病条辨》卷三下焦篇云："温病耳聋，病系少阴。"又云："温病少阴咽痛者，可与甘草汤，不瘥者，与桔梗汤。"综上所述，温病学家们对温病过程中的耳鼻咽喉病变是观察入微的，对其病机的认识是明确的，同时还提出了相应的治法。这些研究至今对耳鼻喉科临床仍然有着指导意义。

除此以外，某些耳鼻咽喉的疾病虽然不属于典型的温病，但与温病某阶段有类同的病机，因此也可以用温病的理法方药去处理。

（二）温病学方剂在耳鼻咽喉病中的运用体会

在耳鼻喉科的临床工作中，温病学方剂得到广泛的使用，如桑菊饮、银翘散、清瘟败毒饮和黄芩滑石汤都是常用之剂。笔者在临床中运用俞氏加减葳蕤汤和藿朴夏苓汤取得较好效果。

1. 俞氏加减葳蕤汤

本方是温病学家俞根初在《通俗伤寒论》中介绍的经验方，其立法为滋阴发汗，方中药物组成：生葳蕤6～12克，生葱白2～3枚，桔梗3～4.5克，白薇1.5～3克，淡豆豉6～12克，薄荷3～4.5克，炙甘草1.5克，红枣2枚。此方以生葳蕤为君，葱、豉、薄、桔散风热，白薇苦咸降泄，炙甘草和红枣甘润增液。

本人在使用此方时，无论患者是以鼻塞流涕为主诉还是以咽喉疼痛为主诉，只要是体质阴虚而有表证即予应用。

体质阴虚的依据是：①舌质偏红，苔薄而少津，脉细。②口渴，便结，多梦、少寐或盗汗等。③既往有伤阴病史，如结核病、糖尿病等病史。

表证的依据是：①有外感或发热病史。②恶风寒未解。

具体运用方法：气阴虚加北沙参，咽喉肿痛加蝉蜕、板蓝根，去炙甘草用生甘草，多痰涕加浙贝母、天花粉，鼻塞重加辛夷花、蝉蜕，热盛加金银花。

试举2例如下。

王某，男，60岁，患高血压和糖尿病已10余年，1个月前起咽痛，咳嗽，痰极少，初起时曾发热，2天后热退但诸证不解，用过银翘散、杏苏散等中药十数剂，亦用过先锋霉素Ⅳ、阿莫西林-双氯青霉素等抗生素，辗转求医均无效果。现症见咽部干痛，影响进食，微恶风寒，无汗，咳多痰极少，口渴喜饮，大便干结，睡眠多梦。检查见咽黏膜弥漫充血、肥厚、干燥甚至发亮，双扁桃体Ⅰ度肿大，无脓点，舌红，苔少、无津液，脉细。诊断为风热喉痹，证属阴虚，前医所投中药均为辛散之剂，发汗劫阴，故未能取效而咽痛日重，而抗生素又与病因不符以致迁延1个月之久，遂投以滋阴解表剂俞氏加减葳蕤汤加北沙参、板蓝根、蝉蜕，用生甘草易炙甘草，每日1剂，3服之后诸证十去八九，再予上方2剂加减善后。

李某，女，38岁，患过敏性鼻炎3年，经常喷嚏阵发、清涕多，近3天喷嚏流涕持续出现，伴恶风、身倦，有微微发热之感觉，口干，检查见鼻黏膜轻度充血，水肿明显，舌质嫩、色淡红，苔薄少、较干，脉细。此人素有鼻鼽顽疾耗伤气阴，现新感外邪停于鼻窍，故予滋阴解表，用加减葳蕤汤加北沙参、蝉蜕、辛夷花，每日1剂，2服后鼻证皆去。

2. 藿朴夏苓汤

藿朴夏苓汤是治疗湿温病的著名方剂，专治湿温病湿邪阻遏卫气、湿重热轻之证，以芳香化湿、苦温燥湿、淡渗利湿为法，原方用藿香6克，法半夏4.5克，赤茯苓9克，杏仁9克，生薏苡仁12克，白豆蔻1.8克，猪苓4.5克，泽泻4.5克，淡豆豉9克，厚朴3克，有宣肺利气、化浊利湿之功。笔者曾用此方为主，治疗难愈的卡他性中耳炎取得较好效果，病例如下。

王某，男，58岁，于两个多月前患感冒，发热、鼻塞流涕，经治疗后热退，继而双耳听力下降，伴耳鸣，耳内胀闷堵塞感。于某西医院就诊，做过纯音测听和声阻抗测定等检查，诊断为卡他性中耳炎。按西医常规治疗两个月，包括超短波理疗和两次鼓膜穿刺抽液，病情反复未愈，遂转诊中医。就诊时微恶风寒，时流清涕，咳嗽痰稀，双耳内有堵塞感，耳鸣，摇头时耳内有水动感，听力下降，胸闷脘痞，倦怠，胃纳差，二便调，检查见双鼓膜混浊，未见明显充血及液平线，鼻咽黏膜微肿，有少许黏液，舌质暗红，苔白黄厚浊腻，脉缓。诊为耳胀，辨证为风湿之邪停于肺经，予宣肺化痰止咳之剂，方用三拗汤加法半夏、桔梗、紫苏梗、枳壳等，3剂服后咳痰基本消除，但余证如前，改用藿朴夏苓汤内服，每日1剂，同时用王不留行贴压耳穴肺、脾、肾、三焦、内耳、荨麻疹区、枕、神门等，用周氏万应点灸笔点灸双耳尖、外关、合谷、足三里、三阴交等穴位，诸证日渐减轻，加减服药十余服后耳证全消，胃纳好转，舌色转红润，厚腻之苔大部分退去。患者满意之余诉有体质虚弱感，恶风易喷嚏，大便几日一行。遂以健脾法善后，方用参苓白术散，白术用20克，加益智仁10克，麦芽30克，每日悬灸双侧足三里穴1次，数日之后精神好转，舌质、舌苔均接近正常而告愈。

九、熏蒸疗法在鼻科的临床运用

熏蒸疗法是中医外治疗法的一种，它包括了熏法和蒸法，熏法是利用药物的气味作用于人体达到治病的目的，也有闻吸疗法之称。蒸法是利用一定温度的蒸气作用于人体达到治病的目的。熏法和蒸法既可分别应用，又可同时合用，合用则称熏蒸疗法。

（一）我国古代对熏蒸疗法的认识

在我国现已发现的最早医书——马王堆汉墓帛书《五十二病方》里，已经有运用药物作用于体表来治病的记载，如清洗、敷药、药浴、烟熏、蒸气熏、熨法等多种外治法已经出现。《素问·六节脏象论》云"天食人以五气"，《素问·五脏别论》里有"五气入鼻，藏于心肺"等论述，反映出当时已经认识到自然界的臊、焦、香、腥、腐等五气，分别与肝、心、脾、肺、肾相关，五气通过鼻部进入体内并对人体产生影响。《伤寒论》第48条中有"二阳并病⋯⋯设面色缘缘正赤者，阳气怫郁在表，当解之熏之"的治法，所谓熏之是用薪火烧地，辅以树叶，洒上水，或用桃叶等熬水，置患者于其上，熏蒸取汗的一种方法。《金匮要略》里有用苦参汤熏洗咽喉的记述。唐代孙思邈所著《千金要方》记载了许多熏蒸疗法的方子，所治病种涉及内、外、妇、儿各科。宋代《太平圣惠方》载有不少熏洗的方剂。金元四大家之一的张子和则把蒸、熏二法归入"汗法"一类，认为其有"解表"的作用。至清代熏蒸疗法日臻完善，吴尚先的《理瀹骈文》记载熏法达五十多处，赵学敏的《串雅》则列有"熏法门"和"蒸法门"。由此可知，熏蒸疗法在中国是由来已久并得到广泛使用的。

（二）熏蒸疗法的治疗机理

《灵枢·脉度》云："肺气通于鼻，肺和则鼻能知香臭矣。"鼻是人的嗅觉器官，鼻之上为頞，頞之上为脑，《疮疡全书》说"鼻孔为肺之上窍，其气上通于脑，下行于肺"，不同的气味经鼻吸入，可以上下通行，使人的生理活动出现变化，如辛辣之气令人喷嚏，芳香之气令人清醒，酸的气味令人唾液分泌。熏法利用药物气味治疗疾病，正是以鼻的生理功能为前提的，正如《医学起源》所说："药气从鼻孔中直达肺，通经贯络，透彻全身，卒病沉疴，从症用之，以助服药所不及。"在苏合香丸、紫雪丹等一类治疗急重症有奇效的方剂中，含有多种气味芳香的中药，可见药物之香气确实功效非凡，而麝香一药因其气味可使孕妇流产而被列为妊娠禁忌，由此可见药物之气味不可等闲视之。

中医学认为五脏六腑与肌肤是由经络相连的整体，当肌肤受到一定温度的蒸汽刺激会在局部出现升温和潮红，并通过经络而作用于脏腑乃至全身，产生发汗祛风、散寒除湿、行气活血等多方面的治疗效应。蒸法可以作用于全身，亦可作用于局部，如与熏法合用则往往选择鼻部作为施治部位。

现代解剖生理学指出，鼻黏膜与环境的接触，较身体的任何部位都多，人的鼻腔黏膜表面积约为150平方厘米，下鼻甲黏膜下丰富的静脉血管组成海绵状血窦，其血运比肝、脑、肌肉等组织还要丰富，黏膜上覆盖有丰富的纤毛，还有可以分泌各种体液的腺体和杯状细胞，进入鼻腔的药物可以迅速被溶解吸收，进入血液循环，还有部分药物继续下行，经咽喉气管进入肺内，进入肺循环而运行全身。同时，与鼻腔相连通的鼻窦、眼、耳、口、咽喉等器官均可因药物的吸入而随之出现疗效。

另一方面，在鼻腔上部有约10平方厘米的嗅黏膜，其上的嗅细胞约有600万个，嗅细胞上长有嗅纤毛，药物进入鼻腔后与嗅细胞发生作用，嗅细胞将化学信号转化为电信号而传入大脑嗅觉中枢，经大脑中枢分析器处理后再发出相应的新冲动，从而引起全身各系统的一系列反应。嗅觉是动物在生命中最先发展的感觉，嗅觉神经暴露在体表，直接与外界环境接触。据外国杂志报道，人鼻吸进的烟雾比输液的液体进入大脑的速度快10倍。由此可见中医熏法是被现代解剖生理学所支持的。

根据呼吸生理学理论，为了维持呼吸道纤毛-黏液系统的正常生理功能，人体呼吸道内必须处于体温饱和湿度状态，在异常环境或病理状态下，体温饱和湿度状态不能维持便会出现呼吸道湿化不足，从而削弱纤毛的运动，导致病理产物难以排出或妨碍通气功能，引起或加重呼吸道炎症，降低肺的顺应性。这些研究结果与中医"肺为娇脏，恶寒怕燥"的观点不谋而合，因此有必要对病变的呼吸道进行湿化或雾化治疗。据研究，病毒感染与变态反应是鼻咽喉黏膜病变最常见的两大原因。法国安得烈·勒沃夫教授在长期研究病毒生长因素的过程中发现，鼻炎病毒发育温度为35℃，随着环境温度的上升病毒会逐渐消亡。进一步的实验证明，43℃是消灭病毒最适宜的温度，在该温度下由于鼻黏膜上肥大细胞的脱颗粒作用及组织胺释放受到阻碍，黏膜变态反应亦停止，因此，熏蒸时鼻部吸入40℃左右的药物蒸气正是控制病毒感染和黏膜变态反应的最佳措施。当用一定温度的蒸气对鼻部进行熏蒸时可以观察到施治部位皮肤黏膜充血、温度上升，鼻腔纤毛运动加速和腺体分泌增加，同时药物蒸气亦可影响邻近器官甚至使全身出现一系列的反应。

（三）熏蒸疗法在鼻科的临床运用

《素问·至真要大论》云："内者内治，外者外治。"鼻为肺窍，露于体表，故其患病时使用外治法是最常用且最快捷有效的。民间常常采用熏蒸疗法治疗鼻病，近年来关于熏蒸疗法的运用时有报道，有单独应用熏蒸疗法的，也有熏蒸疗法与中药内服同时使用的，其中单独使用熏蒸疗法的报道有胡汉洪、韦建萍、张金兰和卢日铭等，所治疗的鼻病病种包括急慢性鼻炎、鼻窦炎等，观察的病例数为60～420例，疗程为10～20天，其中卢日铭报道，用中药熏蒸加外洗的有效率为86.2%，与对照组的有效率76.4%相比，$P<0.05$，有统计学差异，显示出了熏蒸疗法的良好效果。

综观古今各家的记载，熏蒸疗法运用于鼻科临床可以归纳为如下几个方面。

1. 药物

中医外治法先师吴尚先云："外治之理即内治之理，外治之药亦即内治之药，所异者法耳。"临床上以有疏风解表、清热解毒、祛湿化痰、行气活血和芳香通窍作用的药物在外治法中最为常用，含挥发油的药物几乎必不可少，常用的药物可以按功效分类如下：

（1）疏风解表：桑叶、菊花、荆芥、防风、藿香、苍耳子、辛夷、薄荷、葱白、麻黄、紫苏叶、香薷、柴胡、蔓荆子、佩兰等；

（2）清热解毒：金银花、黄芩、鱼腥草、木通、甘草等；

（3）散寒除湿：苍术、羌活、生姜、鹅不食草、细辛、桂枝、制川乌、制草乌等；

（4）行气活血：川红花、川芎、白芷、郁金、赤芍、酒等；

（5）化痰排脓：桔梗、天花粉、薏苡仁、杏仁等；

（6）芳香通窍：藿香、冰片、丁香、安息香、石菖蒲等；

（7）收敛固涩：五味子、乌梅、石榴皮、醋等。

2. 辨证施治

熏蒸疗法在鼻科的适应证包括急性鼻炎、慢性鼻炎、急性鼻窦炎、慢性鼻窦炎、萎缩性鼻炎、变应性鼻炎、鼻息肉等，某些鼻病手术后亦可用此法以助康复。临证时应根据所患的疾病及其病因病机，选择适当的药物，既可一法一药，亦可数法数药配合使用，以求切中病情。如证属外邪犯肺者，可选用疏风解表、芳香通窍的药物，如白芷、防风、薄荷、桑叶、菊花、金银花、苍耳子、辛夷、葱白等；如证属热毒炽盛、肉腐酿脓者当选用清热解毒、活血排脓之品；如属正气耗伤、津液外泄之证，又当用补益正气、收敛固涩之品。凡此种种，不一一列举。

3. 做法

熏蒸疗法的做法是使药物的有效成分溶解并使之变成有一定温度的蒸气或药雾，通过鼻部吸入体内而发挥治疗作用，具体做法包括以下几种：①将中药浸泡于药罐中，武火煮沸后改用文火，患者端坐，面部靠近药罐罐口，用鼻吸入药物蒸汽；②将中药浸泡，煮沸至香气出，将药液倒入容器中，患者面部靠近药液，吸入蒸汽，容器外用布巾包围以保温；③将中药精制成浓缩液，使用时取药液置于药物蒸汽雾化器中，形成一定温度之药雾，用鼻吸入。各法依条件选用，治疗时间以每次20～30分钟为宜，每日2次，急性病者大约治疗10天，慢性病者应坚持1个月以上。

4. 注意事项

药液放置要稳妥，鼻部与容器的距离要恰当，吸入蒸汽的温度要合适，以40℃左右为宜，避免发生烫伤。治疗时患者不可当风受冷，如有出汗用干毛巾拭去，治疗后要注意保暖。儿童治疗时应有成人看管，注意用火用电安全。

（四）熏蒸疗法的评价与展望

1. 鼻部熏蒸疗法的优点

药物直达患处，局部浓度较高，起效快；熏蒸时患处温度升高、湿度增加，因此熏蒸具有温润呼吸道之作用，可使气血运行通畅，纤毛运动加快，腺体分泌增加，有利于病理产物的排出和病变组织的修复，抑制病原微生物的繁殖，对不便服药者、体虚者和慢性病患者尤宜；药物主要通过呼吸道被吸收，亦有部分药液进入消化道而发挥疗效；熏蒸疗法既可在医院进行，也可由患者在家中进行。

2. 改进方面

用于熏蒸治疗的中药应尽量粉碎，以便其在浸泡煮沸时迅速溶解，不致因煮沸太久而香气散失。可用先进的制药工艺制备功效不同的中药制剂供熏蒸用，制药时将药物的挥发油回收可以提高药效并方便使用。目前市场上供应的蒸汽雾化器未尽如人意，有些产生的雾粒太大，有些操作不便或难以清理，应努力研制适合于医院或家庭使用的更好的蒸汽雾化器。

3. 应用展望

熏蒸疗法是一种古老的外治法，能够经历几千年而流传至今，本身就表明了它的生命力和科学性，在科技日益进步的今天，如能在药物的制备和设备的改进等方面再做努力，一定能让这古老的疗法焕发青春。

十、周氏万应点灸笔及其临床运用

1. 灸治法简介

《黄帝内经》云："针所不为，灸之所宜。"《医学入门》云："凡药之不及，针之不到，必须灸之。"孙思邈云："针而不灸，灸而不针，皆非良医也。"《备急灸法》云："仓卒救人者，唯灼艾为第一。"灸治法主要有以下作用：温中散寒、回阳复脉，培补元气、预防疾病，升举阳气、密固肤表，活血散瘀、消肿止痛。

2. 周氏万应点灸笔

周氏万应点灸笔由安徽省名中医周楣声主任医师创制。所用器具包括药笔、药纸、火柴、玻璃小笔套。

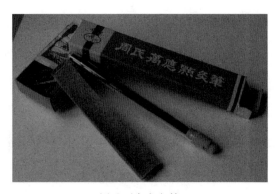

周氏万应点灸笔

用法：点燃药笔，将药纸的药面紧贴于穴位处皮肤，药笔隔着药纸快速点灸穴位5~7下，呈梅花形，要避免用力不当将药纸烧穿。点灸结束后将药笔放入小笔套中灭火。

3. 原理与特点

原理：针、灸、药（鼻、皮肤吸收）相结合。

特点：使用简便，收效快捷；安全稳妥，基本无痛；选穴灵活，微烟芬芳；作用积累，用途广泛；携带方便，用量节省。

4. 用法

（1）向患者解释清楚以便配合，准备好干净衣服或毛巾以备出汗时擦拭更换。

（2）取穴：耳尖穴，配合局部、远端、背俞穴、特定穴取穴。可以采用片灸、围灸、循经灸的方式。

（3）点灸次序：先上后下、先阳后阴、由近及远、分部位完成。

（4）灸后可在施灸处皮肤上涂抹一点药油（薄荷油或跌打万花油）。

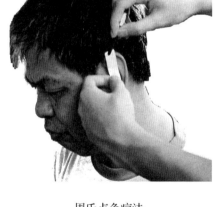

周氏点灸疗法

（5）注意：①避风；②用力适度，勿使火球断开散落皮肤衣物上；③根据病情和患者的反应决定取穴的多少和刺激的强弱，以患者面色微红、微出汗为度。

5. 灸后医嘱

（1）拭去汗液或更衣，酌饮温开水，保暖避风。

（2）避水湿，当天（至少3小时）内身体勿接触冷水。

（3）调七情、节饮食，禁食生冷食物、醇酒厚味。

（4）房劳尤忌。

6. 疗效

灸后患者可有以下表现：①神清气爽，轻松舒服，症状减轻感。②全身发热感，出汗。③疼痛减轻或消失。④发热渐退。⑤排痰、涕、脓。⑥嗳气或矢气。

7. 适应范围

点灸的适应证包括：①各种痛证，如头痛、耳痛、鼻痛、咽喉痛。②急性化脓性和非化脓性炎症，如鼻炎、鼻窦炎、扁桃体炎、中耳炎、带状疱疹、贝氏面瘫、眩晕等。③发热及热性传染病、呼吸道感染、气管炎、肺炎等。④各种过敏。⑤预防呼吸道感染。

8. 体会

笔者对点灸有以下体会：①对急重症的效果最明显，顷刻之间即可减轻痛苦。②灸后医嘱不可违反。③病情重者可每日2次。④可与刺血、耳穴贴压同用。⑤与中药同用相得益彰。⑥疗效关键在于刺激量。

十一、百日不愈乳蛾一例治验

黄××，男，52岁，2001年2月28日初诊。

主诉：咽痛伴发热反复发作三个半月。

现病史：患者三个半月前出现咽部疼痛，伴寒战高热，在当地诊断为急性扁桃体炎，使用青霉素静脉滴注，800万单位/日，用药后热退迅速，咽痛等各种症状消失，6天后停药；停药后咽痛高热重新出现，再用青霉素静脉滴注，800万单位/日，用药后症状消失，6天后停药，但停药不出3天，症状又重新出现，如是反复共7次，每次用药7～10天不等，最多时曾连续用药两周，每次都是医生认为治愈方停药。除用青霉素外，还用过双黄连针剂静脉滴注两次，每次3天。四天前咽痛、发热又出现，当地医生说不敢再用药，患者因而到本院就诊，现自觉咽痛、咳嗽有痰，吞咽尚顺畅，恶风，大便硬，平素极嗜食榴莲，经常在酒楼进餐，喜进食海鲜等食物。

检查：体温37.5℃，形实气壮，面色红，咽部充血明显，双扁桃体Ⅱ度肿大、充血、表面有分泌物，鼻咽充血，喉咽红肿、有分泌物附着，声带充血轻、闭合良好，鼻腔正常，颈部淋巴结未触及，双肺呼吸音稍粗，未闻及啰音。舌质红，苔黄腻，脉滑数。

实验室检查：白细胞12×10^9/升，尿液正常，胸片示支气管炎。

诊断：①急性扁桃体炎；②支气管炎。

治法：疏风清热，解毒利咽，化痰散结。

方药：

蒲公英15克	连翘12克	黄芩12克	玄参10克
天花粉12克	浙贝母12克	赤芍12克	桑白皮12克
鱼腥草12克	薏苡仁20克	车前草20克	桔梗12克
甘草10克	炒山甲10克	荆芥6克	防风10克
赭石25克			

每日1剂，水煎2次，早晚分服。其中赭石先煎，炒山甲禁用，后同。

银翘漱口液500毫升，漱口，每日5～10次。

喉风散1支,喷咽部,1天10次。

即行双耳尖、扁桃体穴、双少商穴点刺放血。周氏万应点灸笔点灸,取大椎、风门、肺俞、肾俞、命门、合谷、液门、足三里等穴及双下颌角(每天2次)。嘱咐切忌进食榴莲和海鲜。

3月2日二诊:患者病情好转,无咽痛,发热减,有少许恶风,咳甚,无痰。

检查:咽充血减轻,双扁桃体Ⅱ度肿大,无分泌物。舌红,苔黄腻,脉滑数。

治法:守上法。

方药:守上方加银花藤20克、前胡12克、牛蒡子10克,去炒山甲。

因咳甚用十味龙胆花颗粒2盒,每次1包冲服,1天3次。

继续用喉风散喷咽部。

3月6日三诊:患者热已全退2天,咳减有痰。

检查:咽充血,双扁桃体Ⅱ度肿大,表面有黏液,舌脉同前。

治法:清热解毒,利咽消痰。

方药:守上方去黄芩、荆芥、防风,加枳实10克。

十味龙胆花颗粒2盒,同上法服。

3月13日四诊:患者症状好转,咳少有痰,舌尖疼痛,前天曾短暂发热1次,已退热。

检查:咽充血,双扁体充血,舌尖红,苔白,脉弦。

治法:清心泻肺。

方药:	淡竹叶15克	木通10克	甘草5克	黄连6克
	浙贝母12克	蒲公英15克	连翘12克	桔梗12克
	赤芍12克	天花粉10克	玄参10克	怀牛膝10克
	桑白皮12克			

3月20日五诊：患者无发热，咳极少，仍有痰。

检查：咽充血，双扁桃体Ⅱ度肿大，充血轻，无脓点，舌稍红，苔白，脉滑。

方药：

玄参12克	生地黄12克	麦冬12克	浙贝母12克
甘草3克	桔梗12克	天花粉12克	赤芍12克
赭石30克	青皮6克	夏枯草15克	车前草20克
蒲公英15克			

3月27日六诊：患者无特殊不适，仅有痰，口苦，舌脉同前。

守上方，加郁金10克，隔天1服，共服3周。

4月17日七诊：患者已无不适，双扁桃体色淡红，Ⅰ度肿大，舌略红，苔白薄，脉滑。

继续守上方加减调治而愈，追踪两年未见复发。

按：急性扁桃体炎是常见病，诊断明确者中西医治疗均有良好疗效。本例患者诊断明确，用西药疗效好，每次都是医生认为治愈了才停药。疑难的问题是：为什么每次治愈不出1周又行发作？为慎重起见先给患者行相关检查，进行详细问诊，包括饮食、生活习惯等以了解病因，然后辨证分析。

尽管患者发病已经百余天，反复出现寒战高热，但仍见形实气壮，恶风，发热，咽痛，大便秘结，舌质红，苔黄腻，脉滑数。考虑到患者经常出入酒楼，喜食海鲜和榴莲，自称是"见了榴莲不要命"的人，判断此是外感风热、脾胃湿热、痰热互结之证，久病不愈、屡治屡发的根本原因是饮食不节。

《咽喉脉证通论·乳蛾第四》中说："此证因嗜酒肉热物过多，热毒炽于血分，兼之房事太过，肾水亏竭，致有此发。"此证与前贤所论相合。辨证求因明确，审因论治顺理成章，再三叮嘱患者慎风寒、戒酒肉热物，多休息，取穴刺血以泻其热，点灸各穴以散风行气血，内服疏风清热、解毒利咽、化痰散结中药，局部含、漱、吹药并用，治疗50余天终告痊愈。

本病案的启示：

（1）用抗生素治疗急性感染性疾病，只能抑制或杀灭病原体，但不能改善患者的体质，而患者的体质是发病的内因，如引发疾病的身体内环境不改善，很可能出现屡治屡发的情况；本例患者正是由于长期饮食偏嗜导致人体阴阳失衡，要改善其身体的内环境才能治愈疾病，所以其疗程特别长。

（2）辨证求因、审因论治是中医诊病的必备步骤，为此，详细的四诊是必不可少的，四诊越细致，辨证越准确，疗效越好。医生应该力求明确病因，辨别患者的体质，根据病因和体质去给患者提供全面的治疗方案（包括去除病因、指导生活起居和饮食、内服药、外用药、针灸治疗等方面），只有这样才可以取得理想的疗效。

（3）榴莲是近年常见的水果，主产于泰国和马来群岛一带，多种植物和药物书籍中未见记载，仅见以"榴莲根"记载于《生草药认识续篇》中，该书提及，榴莲果肉含丰富的蛋白质、糖分，营养价值很高，糖尿病及痛风患者最好不要多吃；据说南洋地区民间用榴莲作为产妇果品，认为其有补益价值；民间有"一个榴莲三只鸡"的说法，又认为榴莲会令人湿热内生。从本例的情况看，患急性感染性疾病不宜食用这种水果，以免影响疗效。

十二、耳鸣（突发性耳聋）一例治验

朱××，男，59岁，工人，2005年10月13日初诊。

主诉：2005年6月忽然出现左耳听力明显下降，伴左耳耳鸣如蝉，音调高低交替，声大，昼夜不息，安静时尤甚，在嘈杂环境中左耳更为难受，到某西医院就诊，诊断为"突发性耳聋"，使用葛根素静脉滴注四天后听力稍有改善。6月29日纯音听力计检查结果示"左耳中重度听力损失"，此后未继续使用西药治疗，转而求治于中医却未见显效。自觉耳鸣无法缓解，影响工作与生活，十分痛苦。

患者嗜烟40年，经常有腰痛和鼻塞，最近半月鼻塞明显，无涕，多汗，多梦，口苦，腰痛，夜尿每晚两次，胃纳与二便均正常。

检查：面色黧黑晦暗，左鼓膜混浊，右鼓膜正常，音叉检查示双侧骨导均下降，正中骨导偏右，鼻黏膜轻微红肿，咽后壁有黏痰，鼻咽部轻度充血，无新生物，舌暗红，苔黄白厚腻，脉弦。

症候分析：《景岳全书·卷二十七》耳证中指出"耳鸣当辨虚实"，并且列举"凡暴鸣而声大者多实，渐鸣而声细者多虚，少壮热盛者多实，中衰无火者多虚，饮酒味厚素多痰火者多实，质清脉细素多劳倦者多虚"，遵照前贤这些论述将分清虚实列为辨证之首务。本例患者年近六旬，每日奔波劳作，突然发病已经半年之久，脉象有力，故认为此病是肾精亏损，不能上奉于耳，兼挟肝气郁结，气滞痰凝血瘀，突发为"暴聋"，证属本虚标实。虽经用葛根素治疗有所改善，但肾虚、气滞、痰湿、血瘀等病理变化未能根本解除，故患者持续耳鸣难以忍受。面色黧黑晦暗、腰痛、夜尿频多为肾虚之征；虚烦多梦为肾阴不足、虚火内扰心神所致；肝气郁结化火，故口苦、舌苔黄、脉弦、耳鸣甚重。而鼻塞、鼻黏膜轻微红肿，鼻咽部轻度充血，咽后壁有黏痰，舌苔厚腻，为痰瘀互结头部之候，舌暗红乃血瘀之表现。

治则：疏肝解郁，活血化痰，补肾滋阴。

即时予以耳穴探测和脉冲电刺激，取穴神门、肾、肝、脾、膈、肾上腺、内耳、外耳、大肠等，并贴压王不留行，嘱患者每天自行按压刺激数次，至耳郭微痛发红发热为度。

拔火罐，取穴大椎、命门、膈俞、肾俞（双侧）等，皮肤反应非常强烈呈紫黑色，治疗后患者感觉全身非常轻松舒服。

处方： 柴胡10克　　郁金10克　　赤芍10克　　枳壳10克

　　　　法半夏10克　　茯苓20克　　泽泻15克　　路路通10克

　　　　石菖蒲10克　　怀牛膝10克　　磁石50克　　熟地黄10克

　　　　山萸肉10克

3剂，水煎2次，早晚分服。其中磁石先煎，下同。

天保宁片，每次2片，每日3次。

嘱患者注意节劳，尽量戒烟，避免进食膏粱厚味，可服用猪腰煲核桃汤；晚上睡前用吴茱萸粉白醋调敷双涌泉穴，次晨清除；自行按摩鸣天鼓。

10月17日二诊，患者诉上次诊病的当晚服药，约1小时后耳鸣突然消失，但数小时后耳鸣又复作。患者自觉治疗效显，精神大振，故再来诊。患者诉出汗、腰酸痛、夜尿均减轻，仍有口苦。舌暗红，苔白腻，脉滑。按上方再加牡丹皮10克、车前子10克，每日1剂，继续服用。再行耳穴和拔火罐治疗。

10月20日三诊，患者诉于晨间至下午4时耳鸣休止，上午听力欠佳，诸症均减。舌暗红，苔白，脉滑。按10月17日方改车前子15克、熟地黄15克续服。再行耳穴和拔火罐治疗。

10月27日四诊，患者诉病情好转，仅每天下午4点至夜间有轻微耳鸣，腰痛减，汗少，近几日难入睡，口臭，双眼分泌物多，口干口苦，自行服用甘和茶后能缓解。舌暗红，苔白腻，脉弦。

更方以知柏地黄丸加减：

熟地黄15克　　　怀山药10克　　　牡丹皮10克　　　泽泻15克

车前子15克　　　知母10克　　　黄柏6克　　　怀牛膝10克

山萸肉10克　　　磁石50克　　　茯苓20克　　　郁金10克

丹参15克。

再行耳穴和拔火罐治疗。

10月31日五诊：患者觉得拔火罐很有好处，每天在家里自行拔罐，诸症较前更加改善，仍有轻微口苦口干，腰痛、睡眠稍好转。舌暗红，苔白，脉弦。守上方，改车前子10克，去丹参，连服7剂。

患者诉以前曾经服用过活血通络片，觉得有一些效果，问是否可以配合服用，嘱其剂量改为常用量的一半（2片/次）服用，并停用天保宁片。

守上法行耳穴和拔火罐治疗，耳穴探测发现阳性点已减少，拔火罐后皮肤颜色接近正常。

11月7日六诊：患者诉每日耳鸣时间已经很短，无口苦，仍有夜尿，腰痛轻，大便较稀。舌脉同前。守上方去知母、黄柏，加桑寄生30克、金樱子10克，泽泻改用10克。守上法行耳穴和拔火罐治疗。

11月14日七诊：患者诉耳鸣极少出现，腰酸痛也减少，无其他不适。至此治疗1个月耳鸣已基本痊愈。再行耳穴和拔火罐治疗，继续予11月7日方药7剂，间歇服用以善后。

2006年3月15日对患者行纯音听力计检查，与2005年6月29日检查结果比较，左耳语言频率骨导听阈平均值进步了13分贝，右耳语言频率骨导听阈平均值进步了7分贝，2006年10月随访未见复发。

按： 耳鸣一症对患者生活的影响很大，甚至比耳聋更具威胁性，曾有患者对医生说："耳朵聋了能接受，但是耳鸣不止就受不了。"治疗耳鸣往往令医生颇费思量。

中医认为对于耳鸣耳聋诊断上应有整体观，分清阴阳虚实标本主次；治疗上要采取全方位措施，包括起居、饮食、工作调整，精神调养，针灸、药物治疗等，方方面面都要照顾到。中医"一针二灸三服药"之说十分合理。针灸（包括耳穴治疗、火罐治疗等）是调动人体内在潜能去治疗疾病的方法，而药物治疗则是利用外界物质进入人体去改变人体病态的措施，病轻者只用前法即可解决问题，病深重者针灸、服药互相配合方能取效。可惜现在不少医生在临床实际工作中违背了前贤教诲，而病者往往也一味迷信药物而忽视其他，以致治疗效果大打折扣，甚至疗效未显药物副作用已经凸现。笔者使用耳穴探测、脉冲电刺激和贴压王不留行的方法以明确患者体内脏腑器官失调情况，从而有针对性地给予全面调整，此法使用方便，不需刺破皮肉，患者亦不必天天就医，自行按压耳穴即可，患者乐于接受。拔火罐选取背部督脉和背俞穴，以温运阳气、疏通经络，促进痰浊和瘀血排出，疗效迅速而持久。吴茱萸粉白醋调敷涌泉穴、服用猪腰核桃汤、自行按摩鸣天鼓等措施对疾病的痊愈也有不可忽略的作用。本案例能够较为迅速地取得理想疗效应该说是成功运用中医整体观指导临床的结果。

十三、漫谈中医治疗耳鼻咽喉疾病的优势

几千年来我们的祖先在华夏大地上生活与劳作，不断与各种疾病做斗争并积累了丰富的经验，形成了博大精深而特色鲜明的中医药学体系。早在夏商时代，甲骨文中就有关于耳鼻咽喉疾病的记载。随着时代的推移和科学的进步，中医学科的分化越来越精细，耳鼻喉科逐渐成为中医学里一个不可缺少的组成部分，特别是在中华人民共和国成立后，中医耳鼻喉科学不断发展壮大，为维护人类的健康发挥着越来越大的作用。

中医学的一个最大特点是整体观，它强调人与自然界的统一，认为疾病的发生是人体内部与外界多种因素综合作用的结果，而要消除疾病的

困扰，必须重视整体性的综合治疗。中医既有内治的药物，又有外治的手术；不但对慢性病有治本的疗效，对急性病的治疗也有立竿见影的绝招。中医学还特别重视"治未病"，即未病重防、已病防变，强调调整人体的状态以预防疾病的发生和传变，在预防和调养方面有其独特的优势。

笔者在童年时代就在父母亲的指导下背诵一些中药汤头歌诀，虽然年幼不求甚解，也留下了牢固的记忆。在下乡当知识青年的时候笔者开始为缺医少药的农民治病，特别是1972年在政府的安排下进入广州中医学院学习工作，系统地跟随父亲——广东省名老中医杨志仁学习，同时也向周围的众多中医前辈学习，至今已近50年。笔者越来越觉得中医这门学问又深又广，值得发扬光大。以下简单介绍耳鼻喉科一些有特色的中医治疗方法。

（一）关于慢性扁桃体炎

慢性扁桃体炎是喉科常见病，其特点是常有急性炎症发作病史，平时无明显自觉症状，或者有咽内发干、发痒、异物感以及刺激性咳嗽、多痰、口臭等轻微症状。如扁桃体过度肥大，可能出现呼吸、吞咽或言语共鸣的障碍（如睡时打呼噜、小孩吃饭慢等）。由于经常咽下炎性分泌物刺激胃肠，或隐窝内邪毒被吸收引起全身反应，因此患者可能出现消化不良、头痛、乏力和低热。

在几十年前曾经有过一段时间风行把患有慢性炎症的扁桃体切除的做法。现在免疫学的新进展使人们对扁桃体的生理功能有了新认识，扁桃体有重要的免疫功能，尤其是儿童时期，扁桃体在上呼吸道中起重要的保护作用，所以不应轻易切除扁桃体。扁桃体切除的适应证应严格掌握，否则会引起机体免疫力下降。只有对机体失去免疫保护作用而成为病灶的扁桃体，对身体健康构成伤害而各种治疗均无效果时才适于切除。

要把慢性扁桃体炎治好不是一件轻而易举的事，特别是那些肿大的、隐窝开口较深的、有脓栓的、常常急性发作的扁桃体，细菌、食物残渣和脱落的上皮堆积在深深的隐窝里面，一旦身体抵抗力下降，病情就急性发作，患者就非常痛苦，光靠吃药或打针实在很难奏效，好在中医前辈给我们留下了"烙法"这个宝贝，它是中医喉科的一朵奇葩，是国家中医药管理局推广的百项中医实用技术之一，它可以去除病变的组织，使肿大的扁桃体变小、隐窝变浅、脓栓无法形成，使扁桃体的充血慢慢消退，恢复正常的形状和功能。这种治法痛苦很小（使用麻醉药可实现无痛），适用于五岁以上的儿童乃至成人，烙治数次便可痊愈。如配合药物治疗则效果更好，而且还可以大大节约患者的经济开支，也不需要住院治疗，真正做到了简便验廉。

对于慢性扁桃体炎或咽喉炎症的患者，中医有如下几点建议：

（1）少食或忌食煎炒炙煿之物，多食清润之品，注意口腔咽部卫生，可用淡盐水含漱。

（2）注意休息，不要过度操劳，晚上11点钟就应该睡觉，免致虚火上炎。

（3）注意锻炼身体，增强身体抵抗力，预防伤风感冒，减少慢性炎症的发作。

（4）彻底治疗急性扁桃体炎及急性咽炎，防止邪毒潜伏而转成慢性炎症。

（二）关于变应性鼻炎

变应性鼻炎，又称过敏性鼻炎，为机体对某些变应原（亦称过敏原）敏感性增高而发生在鼻腔黏膜的变态反应，也是呼吸道变态反应常见的表现形式，有时和支气管哮喘同时存在。本病以15～40岁多见，临床上有常年性和季节性之分。近十年来，变应性鼻炎的发病率呈明显上升趋势，国外曾统计其发病率在10%~20%，我国发病率更高，为37.74%。

西医认为本病的发生与人体接触空气中的花粉、真菌、螨等致敏变应原有关，与空气污染也有关，属IgE介导的1型变态反应，亦称超敏反应。临床上表现为打喷嚏、流清涕、鼻塞、鼻痒等典型症状，常常发作，难以根除。有些朋友不了解这种疾病，出现了上述症状以为是得了感冒，就自己上街买一些感冒药（如感冒灵）吃，虽然吃药后症状会得到暂时缓解，但长此以往是不妥当的。因为虽然感冒药里有抗过敏药的成分，可以止住打喷嚏，减轻症状，但是感冒药里还有一些身体不需要的成分，吃多了对身体是有害的。况且抗过敏的西药往往只能治标（缓解症状），药效一过症状又可能重新出现。

中医古书把这种疾病称为"鼻鼽"。中医认为鼻鼽的发生，内因多为脏腑功能失调，外因多为感受风寒之邪。脏腑功能失调以肺、脾、肾之虚损为主，其病主要在肺，也与脾、肾关系密切。中医治疗鼻鼽主要遵循辨证施治的原则，把失调的脏腑功能调整到正常状态以减轻发作，强壮身体以抵御外邪，求得根治。

根据中医的理论和临床实践的经验，笔者认为清鼻涕乃人体阴液之一，本来由"气"来固摄而不会溢出体外，喷嚏频作为肺气耗散之表现，清涕长流是由气虚不能固摄阴液而致，气阴耗伤互为因果、恶性循环故难断根。针对气阴耗伤的病机应该按照"虚者补之、散者收之"的原则，用益气收涩的药物来打断气阴耗伤的恶性循环；益气用甘温药，收涩用酸敛药，酸甘合用可以化阴，有外邪侵袭时佐以祛邪通窍，往往可以收到不错的效果。除了药物之外，患者加强日常生活调理、增强体质以预防发作，对于治病断根特别重要。

1. 一般调养

（1）锻炼身体，增强体质，防止受凉。长期坚持按摩疗法、打太极拳、气功疗法等，均可改善体质，对本病有确切疗效。

（2）本病的发生与冷气空调的使用有密切的关系。自然界有一年四季的变化，有风、寒、暑、湿、燥、火等六种气候因素的变化，如气候因素变化得太过、不及或不应时就会成为邪气，又称"六淫"。夏季正常的气候是暑热，通常空气有一定的湿度。如果出现过度的低温就是不正常的气候，就是"寒邪"，会伤及阳气；如果出现过度的干燥也是不正常的气候，就是"燥邪"，会伤及阴液。冷气空调制冷抽湿，如果用之不当或使用时间过长，人体就会处于寒邪和燥邪的包围之中，冷气就成了"非其时而有其气"即"不正之气"，也就是邪气，就会让人生病。中医认为"肺为娇脏""鼻为肺之窍"，容易为寒邪和燥邪所伤害而出现喷嚏频频、鼻流清涕的症状。现代医学也认为过分的低温和干燥会影响呼吸道的生理功能而导致疾病，特别是对于一些体质并不强壮或者呼吸道本来就患有疾病的人来说，这些损害就会表现得更加明显。因此应正确、合理地使用空调，保持空气的新鲜和适当的温度、湿度。避免寒伤阳气、燥伤阴液，是预防和治疗变应性鼻炎及各种鼻病所必须做到的。

有相当一部分患者鼻病症状的加重与过度疲劳、熬夜、睡眠不足有关，而性生活过度、怀孕或产育也可以诱发或加剧本病，因此节劳（包括劳心、劳力、房劳和多产）以保存肾精对于预防和治疗本病有重要意义。

（3）患者在变应原检查时如发现有尘螨过敏，则应考虑改善生活、工作环境，采用戴口罩、除尘螨等防护措施，加强劳动保护及个人防护，避免或减少尘螨、花粉、化学性气体等的刺激，如出现鼻部污染，要注意及时清洗。

（4）注意观察和寻找发病的诱因，尽量去除或避免之。

2. 饮食调养

临床上大约有1/3的患者在接触或进食辣椒以后喷嚏加剧，这可能与辣椒气辛味辣耗伤气阴有关；又有一部分患者的发病与经常进食冷饮有关，与中医"饮冷伤肺"之说相符。这些情况经过医生指导，戒吃辣椒或冷饮之后，病情会好转或痊愈。因此避免进食辣椒、生冷或鱼虾等可能诱发变态反应的变应原，对于本病患者实属必要。对于发育中的青少年及孕产妇，应注意补充钙剂，以预防或减轻本病的发作。应根据患者体质的偏胜选择相宜的食物，避免不宜的食物。一般来说，实证忌补益，虚证忌破散；辛辣、生冷的食物无论对实证还是虚证均属不宜（如芥菜、辣椒、小白菜、西瓜、矿泉水、冷饮等）。

（三）关于慢性鼻窦炎

有些人对于经常流鼻涕这一症状不太在乎，认为是感冒或者鼻炎，过一段时间就会自然好转而不予理会。但是，如果经常流出脓性鼻涕的话，就要注意做X线检查或鼻内镜检查，看看是不是患上了慢性鼻窦炎。

慢性鼻窦炎呈慢性过程，流脓涕量多，为黏脓性或脓性。前组鼻窦炎者，鼻涕易从前鼻孔擤出；后组鼻窦炎者，鼻涕多经后鼻孔流入咽部；牙源性上颌窦炎的鼻涕常有腐臭味；伴有鼻塞、头昏、精神不振、倦怠、记忆力减退、注意力不集中等，头痛可不明显。患病日久还会导致鼻黏膜肿胀、鼻甲黏膜息肉样变、鼻息肉形成。

中医认为慢性鼻窦炎临床常见脾胃湿热、肺虚邪滞两个证型。脾胃湿热者多因饮食不节，内生湿热，与外邪相合，湿热之邪循足阳明胃经上蒸，停滞于鼻窦而为病；或因肺气不足，卫表不固，外邪入侵鼻部不能外解，邪气结聚窦腔经久不愈。此病经年累月则耗伤气血及阴精，出现他脏受累的各种证候。治疗慢性鼻窦炎可内服中药（中成药），常用杨氏清窦排脓汤（杨氏经验方：金银花15克，蒲公英15克，连翘10克，黄芩10克，葛根20克，桔梗10克，甘草5克，天花粉12克，赤芍10克，薏苡仁15克，苍耳子10克，白芷10克）加减。体质有虚证表现的还可以加入扶正补虚的中药。此外还可以配合洗鼻、熏鼻、滴鼻、艾灸、按摩等多种方法，坚持一段时间就会收到效果。如果存在手术治疗适应证的也可以进行手术，在手术前后同时使用中医的各种治法，效果会更好。

（四）关于耳鼻喉科的急性病

有些人认为，治慢性病是中医的强项，治急性病就要找西医、去打吊针才行，其实这些看法是不全面的。中医的刺血、点灸、中药在治疗急性鼻炎、扁桃体炎、咽炎、喉炎、中耳炎等疾病方面都有迅速而确实的疗效。杨氏疏风清热汤就是用于这些急性疾病的常用方之一。此方由祖父杨梅宾得佛山喉科世医柯师母之传授，后来又由父亲杨志仁根据临床经验予以加减而成。此方屡用屡验历时已有百年以上，方子组成：荆芥10克，防风10克，牛蒡子12克，甘草6克，金银花15克，连翘15克，黄芩10克，桑白皮15克，赤芍15克，桔梗10克，浙贝母10克，天花粉15克，玄参15克。可以根据病情变化进行加减。

十几年前，笔者接触到我国著名的灸法大师周楣声主任医师的灸法学说和他所发明的周氏万应点灸笔，开始运用周氏万应点灸笔治疗耳鼻喉科多种急性病，取得良好的疗效。这种治法使用由人造麝香、肉桂、丁香、猪牙皂、乳香、冰片、蟾酥等十五味中药及精制艾绒、甘草浸膏制成的药笔和药纸，在患者特定的穴位上施灸，治疗时间短暂，起效迅速，疼痛极其轻微，安全稳妥。这种治法集针、灸、药的疗效于一身，能激活人体抵御疾病的潜能，对感染性疾病的效果毫不亚于各种抗生素且无毒副作用，可用于呼吸系统疾病、消化系统疾病、心血管疾病、泌尿生殖系统疾病、关节及运动系统疾病，对于预防手术后疼痛及控制感染，也可以使用。这又是中医学伟大宝库里的一朵奇葩。

第二节　谭祖辉学术经验选

谭祖辉，1937年出生，广东南海人，1956年进入广州中医学院学习中医，学习成绩优秀，1962年毕业留校，被安排在广东省中医院眼喉科工作。1962年在广东省中医拜师大会上拜杨志仁为师，1964年考核及格出师。1962年至1993年在广东省中医院眼喉科（耳鼻喉科）工作，曾任广东省中医院耳鼻喉科主任，副主任医师职称，临床经验丰富，中医治疗耳鼻喉科疾病效果显著。1993年至2009年旅居美国，现定居广州。著作有《中医内科》《过敏性鼻炎的中医疗法》等。曾用笔名覃之。

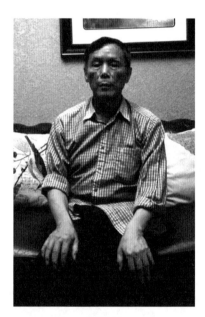

谭祖辉

一、谭祖辉回忆导师杨志仁

我（本节指谭祖辉，下同）于1956年进入广州中医学院学习中医，1962年毕业后，留校在眼喉科教研室工作（同时在广东省中医院眼喉科做临床工作）。当时学院领导对继承祖国医学工作非常重视，鼓励并安排留校的毕业生跟师学习。

　　在1962年的广东省中医工作会议上，全省确立了数十位"广东省名老中医"。我们十多名毕业留校的学生在拜师大会上分别拜了学院里的"广东省名老中医"为师，其中我拜的是杨志仁老师。仪式在广州市著名的东方宾馆八楼举行，场面非常热烈和隆重。能够跟随学验俱丰的老前辈学习和工作，我感到很荣幸。当时除了门诊医疗工作以外，杨志仁老师还安排我参与了教材编写的资料整理工作。杨志仁老师最大的贡献是把中医历代繁多的喉科医籍整理编写成为全国统一的教材，为年轻一代学习中医喉科铺路，现在看来仍然觉得这本书证候分类合理，选方久经考验，中医术语运用巧妙，同时又把现代医学的咽喉学科知识融入其中，恰到好处，是近代编得最好的教材之一。杨志仁老师家传的"疏风清热汤"是一个非常有效的方子，他把家传的经验方公开写进教材，是无私的奉献！

　　杨志仁老师品德高尚，脾气也好，工作时从无怨言。我记得有段时间广东省中医院眼喉科门诊的患者很多，而杨志仁老师在三元里学院本部上班，下班路上还惦记着省中医院的门诊，他看到我还有很多患者没看完，就帮我一起把患者看完才回家。

　　杨志仁老师是非常注重学习的，其思想与时俱进，师古而不泥古。他的外文很好，我亲历杨志仁老师用英语和当时的副省长杨康华对话。工作之余，他还经常参阅日文的医学资料，老师在学术上的用功之深可见一斑。他主张中西医合作而且是中西医合作积极的领导者和实践者。在20世纪60年代，仍有不少中医排外而闭关自守，不同意中医使用西医的诊查设备，言"中医用脉诊几千年，何必用'牛眼灯'"等等。而杨志仁老师对西医没有门户之见，不排斥，他明确支持使用"牛眼灯"、额镜和各种西医的检查设备，他认为这是中医喉科跟着时代潮流进步的体现。当年广东省中医院的眼喉科调入了从西医学院毕业的何鸣医生和谭敬书医生，与我们一起工作、互相学习。杨志仁老师与广州数个西医院都有密切的联系，并经常把西医请进广东省中医院，以帮助解决当时广东省中医院急诊急救抢救能力不足的短板。他又放弃自己的休息时间到西医院去，为西医院的临床疑难病例会诊，给西医同行们讲授中医知识，增进他们对祖国医学的认识和理解。我学习杨志仁老师，也到西医院的耳鼻喉科进修学习，学习使用间接鼻咽镜和喉镜观察鼻咽和喉咽，积累、总结了不少经验，观察患者细致准确的程度，有时不亚于电子鼻内窥镜，甚至不输于某些西医同行的水平。我与西医同行们结下良谊，工作上互相交流，解决临床疑难问题。当时中山医学院附属肿瘤医院的李振权院长学习中医不耻下问，每每有空便会来到我的诊室，坐在我诊桌旁，为我抄写中药方；每当我在医疗上遇到难题时，中山二院的冯家驹、苏志敏等医生一接到我的请求电话，便马上骑自行车到广东省中医院来帮忙协助完成手术，解我燃眉之急。有一次中山一院的一位护士长突发眩晕，恶心呕吐，如坐舟车，住院数天使用西医手段都无法缓解，躺在床上不敢动弹。她的同事为此焦急万分，问我有什么办法，我用了温胆汤加减给她服用，第二天一早她就可以起床走路了。余达德医生对此事感到惊奇和佩服，此后他在临床上每逢难治的眩晕患者就介绍到省中医院找我，可以说我跟西医同行亲如兄弟，我们互相学习和帮助，同时我的医疗经验也因此越来越丰富。

杨志仁老师温病学理论和实践的功底深厚，我也认为温病学说能够解决伤寒学说未能涵盖和难以解决的问题，是中医学发展进步的体现。其实广东地处岭南，有其独特的亚热带、热带气候，炎热潮湿，山峦瘴气，四季欠明，人们有与之相适应的工作和生活习惯，疾病谱和治疗方法有别于北方，不同学派相互补充有利于中医学发展。如果不讲究天时地利，食古不化、守旧不变，是永远没有出路的。

杨志仁老师对中医养生深有研究，我对中医养生也很感兴趣。我今年已经80多岁了，有过生病的时候，但是我不依赖药物，自己摸索适合自己的养生康复方法。比如多年以前我的血压高，西医说要终身服用降压药，我通过读《心经》《道德经》等来修身养性，用静坐、冥想、深呼吸等方法来养生，呼吸频率经训练达到2次/分，有时候一练就持续两小时之久。同时我自编了歌诀来训练自己放松，有时也服中药，终于摆脱了"要终身服用西药降压"的魔咒，解决了自己血压高的问题。我对饮食控制是比较严格的，多饮水，饭量恒定，有时候碰到很喜欢吃的食物，也不会过多食用，万一多吃了，次日就适当减量调整。在2003年我减肥成功，把大肚腩消灭了。现在我每天都做垫上运动，如折腹、抬腿等，睡觉前也会运动眼球3000次，虽然年纪大了白内障不可避免，但是视力还维持得不错，可以看小字。

　　回想往昔，我觉得自己受杨志仁老师的影响很深，可以说，杨志仁老师是我终生学习的榜样。

二、过敏性鼻炎的中医疗法

　　过敏性鼻炎是一种常见的鼻科疾患。主要症状表现为喷嚏频频、鼻痒、流清涕，气温骤变或粉尘环境常易诱发。鼻镜检查可见鼻腔黏膜肿胀，呈苍白、灰蓝或淡红色，黏膜湿润，有清水样分泌物积留。分泌物涂片常可找到大量嗜酸性细胞。本病分为常年性及季节性两个类型，但其共同特点均呈阵发性，突然发作，而消退亦快。此病易反复发作，不易根治。患者过去多有变态反应疾病史，如荨麻疹、哮喘等。本病亦有遗传倾向，家族中往往有同类病史。

（一）证候分析

　　关于过敏性鼻炎的中医文献论述尚不多见。一般认为本病相当于中医的"鼻鼽"。但从鼻鼽的含义（即鼻流清涕之意）来看，当包括急性鼻炎的初始期。因为过敏性鼻炎与急性鼻炎初始期的症状颇相类似。在内科，两者有时作为"外感风寒"处理。但两者在本质上是有区别的，急性鼻炎有流行传染性，常伴有微热不适等全身症状，属外感疾患范围。过敏性鼻炎则有遗传倾向，常有反复发作的病史，症状骤起骤退，应归内虚杂病范围。

从中医理论和临床两方面来看，过敏性鼻炎的证候表现以肾虚类型为主，在小儿则多表现为脾虚类型。

过敏性鼻炎属肾虚的理论根据：①《黄帝内经》有"肾主嚏"的记载（《素问·宣明五气》："肾为欠为嚏。"）。②经络学说认为："督脉自腰背正中线上头顶，前下而止于上唇。"因此，清涕不止可以看作督脉虚损、气不摄津的表现，临床上督脉与肾关系最密切，治法也相同。③过敏性鼻炎常与哮喘同时发作，二者均属变态反应，性质也相近。近代对哮喘的治本法多主张用补肾法。④过敏性鼻炎患者多表现出肾虚证候，即面色白、耳鸣、腰痛、畏风冷，或夜多小便等。⑤鼻鼽治法，清代祁坤的《外科大成》主张用附桂八味丸补肾，以滋化源。

小儿过敏性鼻炎属脾虚的理论根据：①中医认为小儿属"稚阳之体"。它有两方面的意义，一方面是小儿阳气未充，幼稚弱小，易于受损，故要慎用苦寒攻伐，免伤正气；另一方面，小儿阳气初发，生气旺盛，易于复原，故小儿内虚疾病少用补肾而多注重健脾。②小儿过敏性鼻炎局部表现常不典型，以流涕反复发作为局部主要症状。全身症状则较成人显著，食欲不振、消瘦、面色苍白、容易疲倦，或大便时溏等脾虚证候较多见。③小儿扁桃体常较肥大，有慢性活动性扁桃体炎者较成人为多。此类患儿"虚不受补"，以补肾药效果最为显著，而适当的健脾治疗则多无燥热反应。

（二）治疗

中医治法注重阶段治疗，不同性质的阶段，有不同的处理方法。在内科杂病，尤其注意区分标本缓急的处理。因此，根据证候的具体表现，每种疾病都可区分为数个类型。但从治疗法则的根本上说，不外分为治标法和治本法两大类。一般处理原则是：标本并存，先治标，后治本。

1. 药物疗法

过敏性鼻炎的辨证治疗比较复杂，但通常可分为四型：肾虚型、脾虚型、血郁型和风寒型。

（1）肾虚型（治本法）：患者鼻流清涕，喷嚏频频，鼻痒不适，经常反复发作，早晚为甚。鼻腔检查：黏膜苍白或淡红，有清水样分泌物积潴。

偏于肾阳虚者，面色白，舌质淡，脉细弱而缓，颇畏风冷。治宜益督培元法。方例：龟甲25克，知母15克，黄柏10克，熟地黄20克，肉苁蓉20克，补骨脂15克，五味子10克，鹿角胶5克（烊化），干地龙10克，全蝎5克。

偏于肾阴虚者，面色白或潮红，唇色稍赤，舌尖红、少苔，脉细略数。治宜益督养元法。方例：龟甲25克，知母15克，黄柏15克，熟地黄20克，何首乌20克，女贞子20克，白菊花15克，甘草10克，牡丹皮10克，干地龙10克，全蝎5克。

加减法：可用牡蛎或鳖甲代替龟甲，但效力稍逊。有胃脘痛史者去全蝎，加蝉蜕10克。上述两方以治疗打喷嚏、流清涕为主症者，效果较好。临床上亦可用于肾虚耳鸣、腰痛或哮喘。服药后可出现兴奋难入寐、咽干等燥热反应，尤以益督培元法为甚，一般于服药两三剂后反应缓解。注意感冒发热或夹杂其他感染情况下禁止使用该法，高血压病、尿路感染、慢性扁桃体炎时应慎重选择使用。

（2）脾虚型（治本法）：本型多见于12岁以下的患儿，表现为经常鼻流清涕、反复不愈，或伴有哮喘发作，家属往往有同类变态反应病史。患儿面色略苍白，消瘦，纳呆，大便时溏，容易疲倦，舌质淡红，苔白稍厚，脉弦细略滑。治宜渗湿健脾，可予清脾汤。方例：赭石25克，白芍15克，茯苓20克，泽泻15克，黄芩15克，紫菀15克，谷芽20克，蝉蜕7.5克，白扁豆15克，山药20克，大枣6枚。四岁以下者，药量可酌减。体质虚寒、舌淡脉弱者，可用参苓白术散之类，酌加蝉蜕、干地龙。

（3）血郁型（治标法）：患者以鼻塞为主要症状，鼻黏膜呈灰蓝或淡红色，舌质正常或略淡滞，脉弦细。此型治则宜先通气活血，用当归芍药汤，改善鼻腔通气后，再考虑应用补肾疗法。方例：当归15克，白术15克，赤芍15克，川芎5克，黄芩20克，泽泻15克，茯苓20克，薄荷5克（后下），辛夷5克，蝉蜕5克，干地龙5克。体质壮实、有燥热反应者，加白茅根50克。

（4）风寒型（治标法）：本型即过敏性鼻炎患者新患急性鼻炎而表现为外感风寒者。症状除打喷嚏、流清涕外，尚可有咳嗽，咽微痛，恶风寒，身疼骨楚，或有微热等，脉常浮缓或浮紧，舌淡红，苔薄白。治宜疏风解表，用败毒散之类，待外感清解后1周，方考虑补肾疗法。方例：柴胡10克，羌活5克，独活5克，川芎5克，白菊花15克，前胡10克，枳壳10克，桔梗15克，黄芩20克，生姜3片，大枣5枚，甘草10克。体虚者可加党参。

2. 针灸疗法

（1）针刺疗法：主穴为风池、迎香、夹鼻。配穴为肺俞、脾俞、肾俞。每次轮换使用主穴、配穴各1对，每日1次，10日为1个疗程。手法补泻，或加"六二六"治疗机，可按病情选择应用。上述穴位亦可用于穴位药物注射，可选用维生素D_2果糖酸钙、维生素B_1、维生素B_{12}、胎盘组织液或5%当归注射液之类，每次轮换选用两个穴位，每穴注射0.5～1毫升，每日1次，10日为1个疗程。

（2）灸法：可选用下列强壮性穴位：百会、身柱、膏肓、命门、神阙、气海、中脘、曲池、足三里、三阴交、涌泉。按病情需要选穴，悬灸或艾炷直接灸（神阙、涌泉除外），每次选穴1～2个，悬灸20分钟。

3. 体育疗法

从中医治疗的角度来看，过敏性鼻炎属内虚致病。因此，要想取得持久的治疗效果，必须进行增强体质的锻炼。古代医家提出的"户枢不蠹"就是这个意思。下面两种方法，可供参考选用。

（1）保健按摩：浴面法，患者以两手鱼际部或掌心互相摩擦至温热时，即沿两侧鼻翼部自上而下热烫按摩，反复10次，并以掌心按摩面部及项后枕部皮肤，摩擦时用力要轻柔。每次按摩10～15分钟。

（2）冷热淋浴：做预备操后入浴。先以冷水淋浴全身，然后以毛巾拭干皮肤并擦之使热；再以38～41℃热水淋浴，拭干、摩擦皮肤同前。最后，再次冷水淋浴，拭干后，摩擦皮肤至温暖潮红，即穿衣出浴。此法从夏季开始，至秋凉为止。青壮年体质较好者，可坚持至冬季。用此法时注意循序渐进，持之以恒。平素体弱者，可用两盆冷热水交替浸浴面部10次以代替淋浴。高血压病患者慎用此法。

（本文发表于《新中医》杂志1973年第4期）

三、谭祖辉医话选粹

我的中医生涯，要从读大学的时候讲起。20世纪50年代，广州市麻疹大流行，当时中西医疗机构都组织医疗队下乡。我们中医学院的学生由刘赤选老师带队下乡到番禺石壁村，使用中药救治麻疹患者。当年麻疹流行非常厉害，天天都有死亡病例的消息，每天都有病得奄奄一息的孩子被认为没得救了而丢弃在村外的大树下面，我们就去把病孩抱回来，煮中药灌给他们吃，居然全都救活了，一个也没死！同时在附近担负医疗任务的其他西医学院医疗队还来询问我们用的什么办法。我们就是用中药！老师的妙手回春以及中药的疗效之好出人意料，治愈了大约150位患者，当地的农民非常感谢我们，在那经济困难、物质缺乏的年代，他们依然热情地给我们送来鸡蛋、叉烧、鸡粥等他们平时都不舍得吃的美食，那种情景我永远记得。其实中医治疗急症有良好的疗效，并不是所谓的"慢郎中"，这现实的一课大大地增长了我们的志气，也练壮了我们的胆子，坚定了我们学习中医的信心。

经过了几十年的学习、探索、研究，我对中医中药治病有着充分的信心和把握，很少使用西药，特别是对以下方剂的运用有丰富的经验。

（一）凉膈散（《太平惠民和剂局方》）

原文：川大黄、朴硝、甘草各二十两，山栀子仁、薄荷叶（去梗）、黄芩各十两、连翘二斤半。上药为粗末，每服二钱，水一盏，入竹叶七片，蜜少许，煎至七分，去滓，食后温服。

功效：泻火通便，清上泄下。

主治：上中二焦火热证。症见烦躁口渴，面赤唇焦，胸膈烦热，口舌生疮，或咽痛吐衄，便秘溲赤，或大便不畅，舌红，苔黄，脉滑数。

运用：本方常用于治疗咽炎、口腔炎、急性扁桃体炎、肺炎、急性鼻窦炎、外耳道炎、鼻出血、胆道感染、急性病毒性肝炎、流行性脑脊髓膜炎等属上中二焦火热炽盛证。

急性热病用凉膈散加减可以解决大部分的问题，以平常的药量，用5~6碗水煲，煮开一会儿就可以喝，可分数次服下，很快便可退热。有咳嗽的患者，我不主张用苦杏仁和川贝母，以免抑制了咳嗽反射，影响排痰，使邪气的出路受阻。遇到痰多黄稠时加用鱼腥草；没有大便秘结情况的，大黄、芒硝的用法和用量可做适当的调整。

凉膈散是我用得最多的方剂，喉科门诊中因内科或妇科病误服温燥药而变生坏证的患者太多了，特别是常见的急症之一扁桃体周围脓肿，用凉膈散很快便能解决问题，有时还可以免去动刀子切开排脓的情况。中药吃下去，体温迅速下降，一两天之内脓肿会穿溃，排净脓液。如果希望脓肿加快穿溃，在方子中加入少量当归和桃仁就可以了，这是安全的。

（二）当归芍药散（《金匮要略》）

原文：当归三两，芍药一斤，川芎半斤，茯苓四两，白术四两，泽泻半斤。上六味，杵为散，取方寸匕，酒服。日三服。

功效：养肝活血，健脾祛湿，缓急止痛。

主治：肝脾两虚，血瘀湿滞证。症见腹中痛，或脘胁胀痛，头目眩晕，食少神疲，或下肢浮肿，小便不利，舌淡苔白，脉濡细缓，或弦细者。

运用：本方现代常用于妊娠腹痛、妊娠下肢浮肿、月经不调、不孕症、痛经、行经腰腹酸痛、习惯性流产、子宫出血、闭经、带下、子宫及附件炎、神经衰弱、癔症、水肿、高血压病、低血压、肾病、慢性肝炎、硬皮病、前列腺炎等疾病，辨证属肝脾两虚，血瘀湿滞者。

我对凉膈散与当归芍药散的配合使用有过一些探索。曾有不孕不育的夫妇来求治，我给他们同服凉膈散，常用剂量10服，然后用当归芍药散调理身体，未几女患者即告有孕。惊喜之后我又如法再试，患者中有流产两次的，还有远程遥控诊疗的，数例（包括我的两家亲人）都能奏效。这个事乍一看有点不可思议，当时的思路是先清热，后调和肝脾气血，至于更深入的研究还有待今后再发掘。

（三）人参败毒散（《太平惠民和剂局方》）

原文：柴胡、前胡、川芎、枳壳、羌活、独活、茯苓、桔梗（炒）、人参各一两，甘草半两。上为末，每服二钱，入生姜、薄荷煎。

功效：散寒祛湿，益气解表。

主治：气虚外感风寒湿证。症见憎寒壮热，头项强痛，肢体酸痛，无汗，鼻塞声重，咳嗽有痰，胸膈痞满，舌苔白腻，脉浮濡，或浮数而重取无力。

运用：本方现代常用于普通感冒、流行性感冒、风湿性关节炎、腹泻、痢疾、皮肤瘙痒症及疮疡初起等属外感风寒湿邪兼气虚者。

对于虚人感冒我最常用的是人参败毒散，主要是针对那些体质阳虚，气血不足又患了风寒感冒，恶寒发热无汗、头痛身痛、流涕、舌淡、脉细弱的患者，不过我使用汤剂时会灵活调整药量，同时一定在方子中加入黄芩，有时候黄芩的用量达20克，这是为了在使用人参败毒散扶正祛邪的同时预防患者风寒之邪化热的可能，选用黄芩是因为其苦寒之性不甚，入肺经，跟人参相配伍效果稳妥。

（四）香砂六君子汤（柯琴方，录自《古今名医方论》）

原文：木香七分，砂仁八分，人参一钱，白术二钱，茯苓二钱，甘草七分，陈皮八分，半夏一钱。

功效：益气化痰，行气温中。

主治：脾虚气虚，湿阻气滞证。症见呕吐痞闷，不思饮食，脘腹胀痛，消瘦倦怠，或气虚肿满。

运用：本方常用于胃及十二指肠溃疡、慢性胃肠炎、妊娠呕吐等辨证为脾虚气虚，湿阻气滞证者。

现在肿瘤患者越来越多，其中不少患者需要接受化疗，化疗常见的消化道反应给患者带来威胁，对于这种情况，香砂六君子汤是一个不错的选择。1998年有一个朋友乳腺癌术后有转移，使用化疗药物后呕吐剧烈，非常痛苦，我用香砂六君子汤给予治疗，让她在化疗的当天先服香砂六君子汤以预防呕吐出现，然后再接受化疗。果真有效，呕吐不再发生。

（五）温胆汤（《三因极一病证方论》）

原文：半夏（汤洗七次）、竹茹、枳实（麸炒，去瓤）各二两，陈皮（去白）三两，甘草（炙）一两，白茯苓一两半。上锉为散，每服四大钱，水一盏半，姜五片，枣一枚，煎七分，去滓，食前服。

功效：理气化痰，清胆和胃。

主治：胆胃不和，痰热内扰证。症见心烦不寐，触事易惊，或夜多异梦，眩悸呕恶，或癫痫，舌苔白腻微黄，脉弦滑或略数。

运用：本方临床常用于神经官能症、急慢性胃炎、慢性支气管炎、梅尼埃病、妊娠呕吐、冠心病、失眠、抑郁症、反流性咽喉炎、胆囊结石等属胆胃不和，痰热内扰证者。

这是我治疗眩晕（痰热证）的常用方。

（本节由郭华民、杨启琪、杨方发记录整理）

第三节　何世东学术经验选

何世东，1947年出生，高中毕业后自学中医，勇于实践。1970年起任"赤脚医生"，1977年至1982年在广州中医学院深造，毕业后在东莞市中医院内科工作，他衷中融西，博采众方，工作出色，疗效卓著，著作甚丰，桃李满园。

1999年他获得主任中医师职称，2008年被聘为广州中医药大学硕士研究生导师、教授。2012年获"广东省名中医"殊荣，建立了国家级名中医工作室。

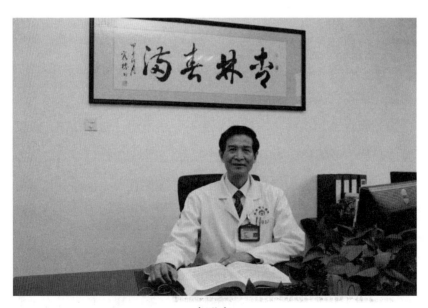

何世东

何世东教授是笔者的师兄，我们于1970年同在东莞麻涌的"赤脚医生班"学习，我们因同对中医学有浓厚的兴趣而常有往来切磋。其后他在广州中医学院深造时认识了我的父亲杨志仁。1985年他带着工作中遇到的疑难病例（过敏性紫癜患者）找到我父亲请教，经处方服中药3剂立即见效。何世东心领神会悟得真传，于是在其后的10年间，成功治疗此病20例，效果显著。他继承了杨志仁补脾补肾的学术思想，他认为"脾、肾二者分别为后天和先天之本，巩固了这两者，则诸病都有望痊愈。当慢性病发展至五脏受损、症情复杂、症状繁多、根深难愈之际，唯有培补脾肾，若脾肾功能有所好转，再将其他症状相继解决"。他将健脾补肾的治法广泛灵活地运用到多种疾病的治疗中，如肾病综合征、慢性肾炎、系统性红斑狼疮、过敏性紫癜、慢性结肠炎、肿瘤等，都取得显著的疗效。他确为杨志仁学术思想传承、发展和创新的典范，乃吾辈中的佼佼者。

一、补肾健脾益气法治疗过敏性紫癜20例临床观察

1. 一般资料

20例中男性11例，女性9例；成人15例，小儿5例。年龄最大的62岁，最小的6岁。20例中应用激素治疗3周以上效果欠佳者8例；有关节痛者3例；有消化道出血者4例，其中2例大出血，需输血配合治疗；肾损害者7例，伴有肾功能不全者2例；有腹痛者2例；有浮肿者3例。各病例皮肤紫癜均以下肢为主，分批出现，并呈对称性分布，出凝血时间、血小板计数均正常。诊断为过敏性紫癜。

2. 治疗方法

应用补肾健脾益气方，每日1剂，停用激素及一切抗过敏西药。处方：熟地黄、女贞子、桑寄生、五味子、何首乌、枸杞子、山药、菟丝子、党参、白术、炙甘草、茯苓、陈皮、阿胶。紫癜呈片状者加仙鹤草、墨旱莲，腹痛者加香附、木香，浮肿明显者先去阴柔之品并合用五皮饮，消化道出血者加用炭类药止血。20例中有3例表现为舌质红，苔薄黄或黄腻，紫癜鲜红或深红，密集呈片状，脉滑数，但因病程长，患者神疲、易睡，故治疗采用补肾健脾益气法。

3. 结果

20例全部有效。大多数病例服药几天之内紫癜消退，1～2周内紫癜消失，伴随症状亦消失。尿蛋白消失较慢，而尿中红细胞消失最迟。20例中有1例尿红细胞在1个月内仍呈（++）至（+++），而后没有来复诊，其余均在1～2个月内获得治愈。

4. 典型病例

曾某，女，17岁，病历号8506。两年前患过敏性紫癜，曾用西药抗过敏药及中药犀角地黄汤等治疗，效果不佳。诊见面色红润，精神萎靡，倦怠乏力，四肢布满鲜红色及深红色出血斑点，呈片状。实验室检查出凝血时间、血小板计数等均未见异常，此属脾肾两虚型紫癜，治以补肾益气健脾，方用熟地黄15克、女贞子9克、桑寄生15克、五味子5克、山药15克、茯苓12克、枸杞子12克、仙鹤草15克、墨旱莲12克、菟丝子12克、党参12克、阿胶9克、白术9克、炙甘草3克、陈皮5克，每日1剂，3剂后紫癜明显减少，继用前方12剂后，基本治愈，后继服1个月痊愈，追访一年未见复发。

5. 体会

补肾健脾益气法治疗过敏性紫癜效果显著，尤其是长期反复应用较大剂量激素及其他综合疗法治疗效果仍欠佳者。不管患者此前有无应用激素治疗，亦不管其病情轻重，均主张主要用此法治疗，停用一切西药治疗。前述20例中有3例属血热证者，亦应用此法，皆获良效。

何世东教授亦曾以清热凉血止血法治疗，结果难以收效。应用补肾健脾益气法，补先天，益肾气，滋肾阴，配以健脾益气，调整脏腑阴阳气血，可达到抗过敏的目的，不用止血之品，达到止血之用，用药独到，收效快捷，固本防复发亦颇有效果。

二、论肿瘤的中医治疗

（一）攻补兼施，防癌抗癌

防癌抗癌必须从根本上改变产生癌细胞的"癌环境"，何世东主张采用中医药综合治疗，调节五脏六腑的功能，调整人体内环境，恢复人体阴阳、气血平衡，从源头上控制癌细胞的转移和扩散。肿瘤的主要病机责之于正虚邪实，正虚在脾肾，邪实在痰瘀互结、情志郁结、热毒蕴结，以攻补兼施、化痰散结、活血祛瘀、清热解毒时不忘顾护脾肾之本为治疗原则，主张带瘤生存，辨病与辨证结合，动态辨证，分阶段审证，法随证立，方随法出，用药平和，灵活组方，综合调护。

1. 辨根本，正虚邪实

何世东教授根据前人的认识及临床实践总结后认为，肿瘤的形成是日积月累的，其原因主要分为外因和内因两个方面。外因是毒邪入侵，饮食劳伤后蕴结于经络、脏腑；内因是正气不足，情志抑郁，脏腑功能紊乱，毒邪乘虚而入，蕴聚于经络、脏腑，导致人体阴阳失调，气血运行失常，造成气滞血瘀，痰湿凝聚，热毒壅塞而逐渐形成肿物。此乃本虚标实之证，多是因虚得病，因虚致实，虚实相互胶结，且"正虚"是形成肿瘤的主要矛盾，"邪实"是形成肿瘤的重要条件。

2. 辨阶段，攻补兼施

通过长期大量的临床观察，何世东提出肿瘤的中医治疗应分为4个阶段，分别为围手术期、辅助阶段、稳定期、晚期，不同阶段的肿瘤患者有不同的处理原则，各阶段有各阶段的病机特点，处方用药明显不同，准确辨治方能提高临床疗效。

（1）围手术期，重祛邪兼扶正：通过化痰散结、活血化瘀、清热祛湿等遏制肿瘤的加速生长、转移；同时兼顾扶正，通过调理气血，健脾行气等提高患者对手术、放疗、化疗的耐受力，促进患者术后及放疗、化疗后的恢复，为后续治疗打好基础。

（2）辅助阶段，重扶正兼祛邪：提倡扶助正气，配合手术、化疗、放疗、生物靶向治疗、免疫治疗等，重视健脾补肾，以固本培元为主，适时攻邪作为辅助治疗。对于正在实行化疗的患者，即使没有明显的正气虚弱表现，为防止化疗后期出现正气溃散，也必先顾护正气，"但留一分正气，便得一分生机"。在西医手术、化疗之后正气会有不同程度的受损，应先以健脾、益气、养阴、补肾等法补益，待脾气健运、胃气充实、正气恢复、元气充足时，再配合化痰散结、清热祛湿、解毒泄浊等法攻邪。另外临床上对于鼻咽癌、肺癌等恶性肿瘤，除进行手术、化疗外，多配合放疗，何世东认为放疗为热毒之邪，容易伤人阴津，所以患者多表现为热灼津伤，治疗上应注重清热解毒、养阴生津。

（3）稳定期，边扶正边祛邪：稳定期也可以称为缓解期，宜扶正祛邪，攻补兼施，调节人体的阴阳平衡、气血平衡，坚持抗癌食疗、运动，改善人体内环境，以提高免疫功能，抑制肿瘤复发、发展、转移。

（4）晚期，重扶正轻祛邪：晚期正气多亏损，甚则精枯气竭、正气衰败，当以扶助正气为主，且多选用大补元气之人参、黄芪，温阳固摄之附子、鹿茸，大补阴精之龟甲、熟地黄、山茱萸等，倘若患者未经西医手术、放疗、化疗等治疗，则尽管已是晚期仍需扶正不忘攻邪。

概而言之，不管患者处于哪个阶段，治疗的关键在于把握攻邪与扶正的动态辩证关系，攻邪需扶正，扶正不忘攻邪。

3. 辨脏腑，知常达变

肿瘤患者常为中老年人，肿瘤虽为有形之邪，局部病变为实，但内因为脾虚不足以滋养五脏六腑，邪乘虚入侵而内蕴为痰、成瘀、化毒以成。正如元代朱丹溪《活法机要》曰："壮人无积，虚人则有之，脾胃虚弱，气血两衰，四时有感，皆能成积。"由于病邪久羁、耗血伤精，久病必虚，穷必伤肾。早在明代张景岳就认识到脾肾不足与肿瘤之间的关系，他指出"脾肾不足及虚弱失调之人，多有积聚之病"。而且患者经手术、放疗、化疗等祛邪之伤，正气愈亏，必有脾肾衰败之候。

在治疗过程中放疗所用的各种射线皆属中医的"热毒"之邪，通过照射损伤肌肤、黏膜、脏器、筋脉等，多损伤肺、胃阴，而致阴虚津亏，症见干咳或微咳，甚则痰中带血、口干饮水不能缓解、胃脘灼热、饥而不欲食。若形体消瘦，面色枯槁则是伤及肾阴。久病服化疗药物、生物靶向药物、抗癌中药等可伤脾败胃，症见恶心呕吐、嗳气反酸、疲乏懒言、腹痛便泻、纳差、便血等。放疗、化疗常导致骨髓造血功能不继等损耗肝肾的情况，症见面色萎黄、头晕、脱发、腰膝酸软、肌肤瘀斑、尿血等。

经过现代医学的综合治疗后，由于患者的病情轻重及疾病传变不一，证候特征也不相同，因此不能只辨病不辨证，更不能不明脏腑。同是鼻咽癌放疗、化疗后，有肺阴虚、胃阴虚、肾阴虚之别；同是肺癌，术后多为肺、心、脾亏虚，放疗后多伤及肺、胃、肾，化疗后多伤及肺、脾、肾；同是胃癌，术后和化疗后的表现有肝胃不和、脾胃虚弱、脾肾亏虚之分。

4. 辨病性，对症下药

肿瘤种类繁多，各种临床征象错综复杂，病机繁复多变，虚实夹杂，数型兼见，须根据就诊时患者最为痛苦的症状及其兼有症状，分清病机主次，辨明寒热虚实兼杂的病性而立法遣方。如鼻咽癌患者出现咽干难忍，宜辨为热毒津伤等；若出现食欲不振、便秘、睡眠欠佳等症状，可适当加入健脾开胃、通便、改善睡眠的药物。

（1）虚者补之：何世东认为，补益主要针对脾肾二脏。首先应重视健脾益气，选方黄芪四君子汤或参苓白术散加减，药用黄芪、薏苡仁、党参、太子参、西洋参、白术、茯苓、山药、五指毛桃、大枣、灵芝等。其次，关注补肾，加大固本的力量。补肾固阳方面，多选方六味地黄丸、二至丸、左归丸、肾气丸加减，药用海马、巴戟天、枸杞子、女贞子、墨旱莲、熟地黄、山萸肉、杜仲、桑寄生、续断、淫羊藿、肉桂、熟附子、菟丝子等。

（2）实者泻之：何世东概括攻邪方法主要分为行气解郁、化痰祛湿、活血化瘀、清热解毒等。行气解郁选方四逆散或逍遥丸加减，药用柴胡、枳实、白芍、香附、延胡索、台乌药等。化痰祛湿选方二陈汤或温胆汤加减，药用法半夏、陈皮、胆南星、浙贝母、山海螺、昆布、天竺黄等。活血化瘀方面，选方桃红四物汤或活络效灵丹加减，药用桃仁、红花、蒲黄、赤芍、当归、川芎、炒穿山甲（现已禁用）、蒲黄、莪术、三棱。化瘀通络用虫类药，多选全蝎、土鳖虫、水蛭、蜈蚣、僵蚕等。清热解毒方选五味消毒饮加减，药用蒲公英、白花蛇舌草、夏枯草、半枝莲、半边莲、重楼、紫杉叶、山慈菇、黄药子等。大量清热解毒、散结化瘀药易伤阴，此时勿忘辅助养阴柔润，药用如枸杞子、女贞子、北沙参、麦冬、百合等。

（3）分经论治：何世东在临床上根据中药的归经理论及现代药理学对中药的研究，注意针对不同脏腑的肿瘤使用不同的中药，特别是一些攻邪之药。如鼻咽癌常用罗汉果、夏枯草；肺癌多使用猫爪草、仙鹤草、山海螺、瓜蒌皮、浙贝母、山慈菇；肝癌常用紫杉叶、莪术、石见穿、穿破石、水蛭、赤芍、白芍、陈皮、香附，并使用引经药柴胡；胃癌常用薏苡仁、砂仁、黄药子、灵芝；肠癌常用槐花、地榆、凤尾草、薏苡仁、白花蛇舌草、白头翁，并使用引经之品葛根；妇科肿瘤如卵巢癌、宫颈癌等常用白花蛇舌草、半枝莲、半边莲、重楼、山慈菇；脑肿瘤则加用可强力搜剔脑络之虫类药，如全蝎、蜈蚣、僵蚕，以引药入脑。

5. 辨个体，身心调和

许多肿瘤患者获知病情后会情绪低落，精神高度压抑、紧张，加之高额的医疗费及漫长的治疗等使脏腑气机逆乱，气血失调，往往加速了病情的恶化。因此，对于惧癌或心理承受能力较差的患者，要注意尽量改善其情绪，以人为本，告知患者带瘤生存的道理，使患者增强信心并积极配合治疗，必要时加用疏肝行气解郁之药。要让患者理解中药治疗应贯穿整个癌症的治疗过程，配合西医治疗的，中药汤剂应坚持服用两年以上，进入稳定期后可间断服用中药；未配合西医治疗的，因邪实正虚，多需长期服用中药，以期能带瘤生存。同时，因肿瘤症状复杂，故中药多为复方大剂，建议患者多煎药汁，每次约500毫升，分次温服或代茶饮。

肿瘤患者必须要忌口，尽量避免食用"发物"，推荐食用薏苡仁粥、牛蒡根瘦肉汁平补抗癌，体质虚弱、久病者可予海马参七汤扶正。

（二）个体化辨治鼻咽癌

中医学中无鼻咽癌病名，但中晚期鼻咽癌的症状与古医籍中记载的"鼻渊""控脑砂""失荣""上石疽""瘰疬""真头痛"等病类似。鼻咽癌放疗、化疗后的主要表现为口干、鼻塞、血丝涕、头痛、耳鸣、听力下降、味觉减退、张口困难、颈部纤维化等。现代中医认为，本病为本虚标实之证，气阴两虚为本，痰、瘀、毒互结为标。根据鼻咽癌放疗、化疗、术后所表现的病因病机的不同，大致可将其分为气阴两虚型、气血凝结型、热毒炽盛型、痰湿内阻型。何世东在继承历代医家的学术思想以及总结自己多年临床实践的经验后提出，肿瘤不是局部的改变，而是全身病变的局部表现，鼻咽癌在放疗、化疗后仍需进行中医治疗，目的是改善机体的免疫状态，使阴阳平衡、气机流畅、脏腑功能旺盛。临证时需针对不同的个体、不同的时期进行辨证论治。

1. 病因病机复杂多样

（1）脾肾亏虚为发病根本。何世东认为，鼻咽癌的病因包括内因和外因，内因包括正气不足、饮食失节、情志失调、久病劳倦等，外因包括风、寒、暑、湿、燥、火六淫，其中主要内因是正气不足，所谓"至虚之处，便是容邪之所"，正气不足而致湿、痰、瘀、毒结聚于鼻咽而生本病。脾肾亏虚为正气不足的根本，脾主运化，肾主水，脾运化水湿失常致水湿滞留，郁久则成痰，痰阻经络则成瘀，痰瘀互结滞留于颅颞而为癌肿。另外，放疗、化疗往往会造成多个脏腑损伤，损伤人体的正气，故健脾补肾应贯穿于鼻咽癌的整个治疗过程。

（2）肺胃肾阴虚为致病之变。祖国医学的观点认为放射线算是一种"火热毒邪"，作用于机体可导致热毒过盛，郁而化火，多损伤肺阴，而致阴虚津亏。若肺阴亏耗，不能输布津液，则肾水易亏，水不制火，虚火上炎而灼肺金。"咽为胃之门户""胃喜润恶燥"，鼻咽的病变也可致胃之津液亏虚。若表现为鼻腔干燥、干咳或微咳，甚则痰中带血，辨证属肺之阴津亏虚者，则宜养阴清肺；若口干饮水不能缓解、胃脘灼热、饥而不欲食，辨证属胃阴亏虚者，则宜益胃生津；至肿瘤晚期，患者形体消瘦，面色枯槁，则宜滋补肾阴。

（3）湿热痰瘀毒均可能产生。岭南气候湿热，人易被热毒侵袭，若加之嗜食炙脍，则易酿化湿热使中气不畅，气血瘀滞，痰浊火毒，日久必瘀，诸邪互结，聚而成积。临床上热毒、瘀血、痰湿乃鼻咽癌的病理产物，三者与瘤体之间相互胶结，故祛邪不外清热解毒、活血化瘀、祛痰化湿三法。

2. 动态辨证，施治各异

何世东认为，相同病理类型的鼻咽癌有相同的西医处理方案，但患者个体有差异，其有各自的病机，所以需动态辨证、个体施治。

若患者放疗、化疗后出现形体消瘦，精神疲乏，反应迟钝，口淡口干，舌红，苔薄黄干，脉沉细，证属脾肾两虚，则应以健脾补肾、化痰散瘀等法治疗。

若患者放疗、化疗后出现听力下降，口干口苦，纳差，小便黄，眠差梦多，鼻涕多，舌红，苔黄干，脉细弦，证属阴虚痰热，则治疗以清热养阴、化痰散结为主。

3. 灵活选方用药

治疗脾虚以四君子汤为基础方，可用茯苓、薏苡仁等淡渗健脾利湿而不伤阴分；肾阴不足则投以六味地黄丸或大补阴丸滋阴降火、补肾固本；肾阳不足者选左归丸加减；肺阴虚者，治宜养阴清肺，方用养阴清肺汤加减；对于脾胃阴不足者，多用沙参麦冬汤加减以健脾养胃生津；化痰散结首选消瘰丸；清热解毒多选方五味消毒饮。

除运用基本处方外，临证时还应根据患者出现不同情况，随症加减：口干引饮甚时选加罗汉果、生地黄、玄参、石斛、木蝴蝶、人参叶；咽痛不适时选加天葵、桔梗、牛蒡子、甘草；热毒明显者，可选用山慈菇、半枝莲、重楼、夏枯草、黄芩、白花蛇舌草；痰多黏稠难出时选加猫爪草、瓜蒌、浙贝母、川贝母、法半夏、山海螺、陈皮；耳鸣时选加怀牛膝、牡蛎、磁石；头痛时选加白蒺藜、蔓荆子、菊花；胃纳欠佳选加砂仁、鸡内金、神曲；瘀血内停者，可选用土鳖虫、桃仁、全蝎、水蛭等以祛瘀通络。

（三）多法联用治肝癌

肝癌归属于祖国医学中的"臌胀""黄疸""肝积""癥瘕"等范畴。目前，原发性肝癌的主要治疗手段仍是以手术为主的个体化综合治疗。但多数患者发现肝癌时已为晚期，错过手术机会，或肝癌发生在肝硬化背景下，即使已行手术，术后也容易复发转移，平均生存期不超过半年，这给临床的治疗带来困难，也给中医药治疗带来挑战。

何世东认为，肝癌患者若经过手术及术后化疗，由于手术及化疗严重损伤正气，故临床辨证多以正虚为主，治疗以扶正为主，兼以祛邪。若患者未经手术及放疗、化疗，临床辨证多以邪实为主，邪气深伏体内，治疗应以祛邪为主，兼以扶正。总之，在正虚邪实的基础上，应时刻根据正邪的虚实程度及时调整治疗方案。

1. 病因病机

原发性肝癌病变在肝，中医脏腑学说认为肝为刚脏，主升发，主疏泄，喜调达，肝藏血，体阴用阳，肝病时疏泄无常，肝气抑郁，肝血失养，肝风内动，肝火上炎，导致正气内伤，肝阴内耗。肝木犯土，则脾气虚；肝阴耗损及肾，则肾水亏。

（1）正气亏虚。《外台秘要》中云："病源积聚者，由阴阳不和，脏腑虚弱，受于风邪，搏于脏腑之气所为也。"肝癌为正气不足，不能抵御外邪侵犯，或他病日久，耗伤正气，致阴阳失调，脏腑功能紊乱，瘀血留滞不去而成。

（2）饮食不节，脾胃受损。嗜酒过度，或嗜食肥甘厚腻，或饮食不节，损伤脾胃，脾虚湿困，湿浊凝聚成痰，痰阻气机，气血不畅，痰浊与气血搏结，久而不消，则病成积聚。

（3）情志郁怒。肝主疏泄，可调畅气机。情志活动虽由心主，但与肝的疏泄功能密切相关。情志郁怒易致肝气郁结，气滞血瘀，瘀血结于腹中，日久可变积块。

（4）外邪侵犯。外感时邪或乙肝病毒之邪侵犯入里，致脏腑失和，气血运行不畅，久而化毒成瘀，则终成结块。

何世东认为，肝癌病因中以正气虚弱为重，在多个脏腑正虚中尤其以脾肾亏虚为主，盖因肾为先天之本，精血之海，藏真阴而寓元阳，为脏腑阴阳之根，脾为后天之本，水谷之海，能运化水谷精微以化生气血，滋养脏腑，脾胃虚弱则运化失司，气血不生，脏腑不养，邪气易入侵，从而导致痰瘀等病理产物的产生。肝癌发病常在脾肾亏虚的基础上因虚致实，虚实夹杂，初期病机多以气郁脾虚湿阻为主，进一步可致湿热毒瘀互结，耗伤阴血，终致正虚邪实，病情恶化，甚则阴阳离决。毒、虚、瘀、热是肝癌的基本病变，邪毒化火，瘀毒互结，肝肾亏虚，进一步表现为肝肾阴虚及脾肾阳虚。故何世东认为，临证时要在顾护先后天之本的基础上根据具体的实邪，针对性地制定治疗策略，分别予祛瘀、清热、解毒等治疗。

2. 治疗原则

根据肝癌的临床表现以及病性可以看出，本病早期标实以气滞、湿阻等为显，而本虚以脾虚为主，中期出现气滞血瘀、湿热、热毒互结的表现，晚期则以肝肾亏虚为主，虚实夹杂始终贯穿肝癌的始终。治疗中应当分清主次，辨证用药。治疗原则是扶正与祛邪相结合，以达到消除肿瘤的最终目的，积极预防肝癌的复发与转移。

（1）虚实当先辨。何世东认为，在疾病的不同发展阶段，应抓住其临床四诊资料先辨其虚实，在肝癌的治疗过程中，要始终把握本虚标实这一关键，根据疾病不同阶段正邪相争的情况采取不同的治疗策略，或以扶正为主，兼祛邪，或以祛邪为主，兼扶正，灵活应用，不可盲目使用攻伐或补益之法。病毒性肝炎多因湿热疫毒入侵，湿为阴邪，胶着难去，湿热互结，久伤气血，气血耗损，正气大伤，正虚邪实，寒热错杂，邪实难去，正损加剧，邪盛正衰、邪气鸱张、正气溃败导致脏腑阴阳、气血紊乱失衡，终由肝炎导致肝硬化、肝癌。在阅读文献中，我们看到众多医家在肝癌治疗过程中只抓住湿热疫毒的特点，选择大剂量的清热利湿解毒甚至攻伐之类的峻猛药物，但效果不甚理想，反损伤正气。何世东认为，正所谓"正气存内，邪不可干"，凡生肿瘤者，皆存在内虚之象，治疗时需顾护脾胃后天之本，不可一味选择大剂量寒凉或攻伐类中药。"微虚微实者，亦治其实，可一扫而除也；甚虚甚实者，所畏在虚，但固守根本，以先为己之不可胜，则邪无不退矣。"过用攻伐或温补，则可能进一步加剧机体的阴阳失调，加速肿瘤的恶化。故当疾病初期表现以邪实为主时，何世东弃用攻伐之药，退而选择大剂量甘寒草药，如夏枯草、白花蛇舌草、猫爪草、半枝莲等，攻邪不伤正，使邪去而正不伤。这与《素问·六元正纪大论》中的"大积大聚，岂可犯也，衰其大半而止，过者死"相符。

（2）治肝先治脾。"见肝之病，知肝传脾，当先实脾。四季脾王，不受邪，即勿补之。中工不晓相传，见肝之病，不解实脾，唯治肝也。"（《金匮要略》）大部分肝癌患者早期出现纳差、乏力等症状，到中晚期时出现腹水、消瘦等症状，皆为木旺克土，脾土虚弱、运化失常所致，故何世东认为在治疗肝病的过程中，实脾有着重要意义。实脾即调理脾胃功能，其目的是使脾胃功能正常，正气充实，这正是古人所言的"培土抑木"。顾护脾土后天之本，才能达到祛邪不伤正的目的。

（3）肝肾同源需顾护。中医学认为，肾藏精，肝藏血，精血同源，肝肾相生。何世东认为，肝癌病位在肝，其本在肾，肾精不足，肝失所养，可出现肝火上炎或阴虚火旺症状，《难经·五十六难》中云："肝病传脾，脾当传肾。"肝癌患者早期出现脾虚之证，后期多出现面色黧黑、下肢浮肿等肾阳虚之证，脾为后天之本，肾为后天之根，土虚水侮之，故在肝癌治疗过程中应注意补肾，若为阳虚者应兼温补肾阳，若为肾精不足者应兼滋补肾阴。

（4）情志调节不忽视，活血化瘀贯其中。肝主疏泄，调畅气机，若情志抑郁，肝气郁结，则肝失疏泄，气机不畅，久而气滞血瘀，凝滞成块，故临床上常出现肝癌患者郁郁寡欢、烦躁易怒等精神症状。何世东认为在肝癌的治疗过程中，疏肝理气、调畅情志不可忽视。尤其是中晚期患者心理负担重，终日不苟言笑，可配合柴胡、枳实、白芍、佛手等疏肝解郁之中药，并多安慰患者，给予患者治疗信心。同时，气滞久而成瘀，结合肝癌患者多有肝硬化背景，活血化瘀应贯穿整个治疗过程中，临床上可选择丹参、川楝子、桃仁等化瘀药物。

（四）治疗癌痛心得

现代肿瘤治疗中，患者的生活质量日益受到关注。癌痛作为患者生活质量一个重要影响因素，在临床治疗中尤其受到关注。何世东在肿瘤的治疗过程中重视提高患者生活质量，在癌痛的中医治疗中积累了一定的经验。

1. 活血化瘀贯其中

中医对"痛证"的论述非常丰富，以"不通"及"不荣"为多。何世东在癌痛治疗过程中尤其重视这两点，故治疗原则以活血化瘀散结及扶正为主。疾病初期，气机不畅、瘀血阻络、邪盛为主时，以活血化瘀为主，疾病后期，气血不足、经络失养、正虚为主时，以补益脾肾为主，疾病期间根据正虚邪实的程度合理调整扶正祛邪的力度。在活血化瘀散结的治疗过程中，何世东主张根据邪实的程度选择不同的活血化瘀散结药物，病程较短、邪实较浅时以当归、赤芍、桃仁活血养血，白芍、甘草缓急止痛，邪实入里时选择活血力度稍强的三七、延胡索、薤白等加强活血力度，邪实深入时选择三棱、莪术、穿破石等破血行气，散结止痛。此外，针对邪实深入病例，何世东擅用虫类药搜风剔邪，清代叶天士曾提出"初为气结在经，久则血伤入络，辄仗蠕动之物松透病根""借虫蚁搜剔以攻通邪结"，何世东经过多年的临床用药，对于瘀结甚者善用行走攻窜之虫类药物，如全蝎、水蛭、蜈蚣等，取其味多辛咸，辛能入络散结，咸能入血软坚，其灵动迅速，非植物药所能比拟，活血化瘀之余能攻坚破积，直捣病痛之处。

2. 顾护脾肾为根本

攻邪之时，何世东尤其重视顾护脾肾之本，《素问·举痛论》中有云："寒气入经而稽迟，客于脉外则血少……故猝然而痛。"凡有肿瘤者，皆为脾肾不足及虚弱失调之人，正气不足，气血津液亏虚，脏腑经络失养，"不荣则痛"，临床表现为局部疼痛绵绵不绝，疲倦乏力，少气懒言，舌淡苔薄，脉沉细弱，故补益脾肾在癌痛的治疗过程中不容忽视。临床中应根据患者舌脉及症状等四诊资料辨证施治，如脾气虚甚者，可选用党参、白术、茯苓、黄芪等健脾益气，如肾虚甚者，可选用补骨脂、杜仲、续断、熟地黄等温肾养阴。

（五）治疗骨髓抑制心得

化疗是中晚期肿瘤患者重要的治疗方法之一，但化疗常导致骨髓造血功能抑制及消化道反应等，不但降低了患者的生活质量，且影响患者的正常治疗，其中以骨髓抑制最常见。近年来，粒细胞集落刺激因子（g-CSF）的应用为解决肿瘤化疗所致的骨髓抑制提供了有力手段，但g-CSF停药后极易出现反弹，这为临床治疗带来挑战。

1. 顾护脾肾之本

何世东认为，化疗药物虽能拔毒攻邪，然其大毒之性会损伤人体正气，其中以耗先天之精及后天之气为主，可导致脾肾亏虚，且肿瘤患者正气本已大虚，两虚相得，乃致本证，临床上常见疲倦乏力、头晕胸闷、少气懒言、面色少华、消瘦纳差、舌淡脉弱等症状。白细胞降低的患者极易出现严重感染，故何世东在治疗骨髓抑制患者时极其重视顾护脾肾之本。

脾为后天之本，脾旺则气血化生有源，肾主骨生髓，肾精充足，则骨髓生化充足。

临证时，何世东常选用黄芪、党参、白术、茯苓、山药健脾益气，若患者易出现化热则选用甘平之太子参，若见畏寒怕冷、腹泻等脾阳虚症状者，则选用桂枝、干姜等温补脾阳。肾虚者应进一步分辨肾阳虚及肾阴虚，肾阳虚者可选用补骨脂、巴戟天等温肾助阳，肾阴虚者可选用菟丝子、枸杞子、牛膝、鹿角胶滋阴益肾、填精补髓。在骨髓抑制的辨证施治过程中，何世东喜用鸡血藤，鸡血藤味苦、微甘，性温，色赤入血，质润行散，可补血养血、活血通络。古代本草论著中亦记载鸡血藤具有"祛瘀血，生新血"的功效，称之为"血分之圣药"。现代药理研究也证实鸡血藤具有活血补血的功效，对各系造血祖细胞均有明显的刺激作用。

2. 不忘清热祛邪

在顾护脾肾的同时，何世东不忘在辨证的基础上选用清热解毒之药物。若化疗期间临床症状中以正虚为明显，则选用甘寒之药，如夏枯草、白花蛇舌草、山海螺等，取其甘寒平淡而不伤正；若化疗结束后临床症状表现为正虚邪实，则可选用山慈菇、黄药子等祛邪力度较大的药物，以起到预防复发的作用。

（本节内容由何世东提供）

第四节 杨启琛医案选

杨启琛，杨志仁之幼女，出生于1957年。她幼承庭训，后就读并毕业于广州中医药大学。迁居香港后成为注册中医师，执业于慈善机构中医药诊所，主业针灸，尤其擅长于治疗面瘫、癌症、中风及创伤后遗症。曾治疗大量面瘫患者，小至9岁，老至70多岁，均完全康复。其女儿彭嘉仪在母亲熏陶下，亦在2018年毕业于广州中医药大学中医学专业，立志从医。

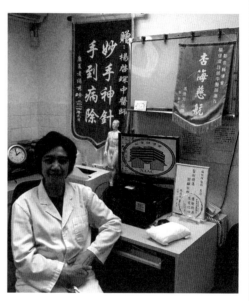

杨启琛

一、面瘫案

李××，女，46岁，香港文员，2017年4月28日初诊。

主诉：患者3个多月前突然出现左侧面部口眼㖞斜，发病后曾向西医求助，接受了5天类固醇类西药治疗，后转为接受中医治疗，但并无改善；经人介绍而前来求医。患者自诉工作压力大，心情容易紧张，月经正常，眠可，二便如常。

检查：血压为113/72毫米汞柱，心率为78次/分。患者精神欠佳，脸色暗黄，情绪低落，左额纹消失，不能抬眉，左眼睑无法完全闭合，流泪，左鼻唇沟变浅，人中沟和口角㖞斜，偏向右侧，左嘴角流涎，鼓腮漏气，不能吹口哨，说话欠清晰。舌淡红，苔薄白稍干，脉弦。

诊断：面瘫（贝氏面瘫）。

辨证：肝气郁结，经气痹阻。

治则：疏肝解郁，通经活络。

针灸处方：患侧针灸阳白、四白、迎香、地仓、翳风，双侧针灸合谷、足三里、太冲。

神灯（红外线理疗灯）照患侧，留针30分钟，每周3次。

医嘱：避风寒，特别是不要使用空调降温，忌冷饮。

治疗2次后，左眼睑能够慢慢闭合，1周后能完全自然闭合；两周后鼓腮不漏气。1个多月后痊愈，面部表情动作与患病之前无异。

按语：患者因工作压力大，长期精神紧张，情绪低落，致肝气郁结，气血阻滞，不能濡养经络肌肉，导致面部肌肉瘫痪。取患侧局部的阳白、四白、迎香、地仓、翳风，以行气活血通经络。按"面口合谷收"，取远端的合谷、足三里、太冲，以疏肝解郁，纾解情绪。因患者发病已经3个多月且使用过激素治疗无效，现经1个多月针灸而痊愈，疗效堪称满意。

（本医案由彭嘉仪协助整理）

二、绝经前后不寐案

林××，女，53岁，香港校工，2018年7月9日初诊。

主诉：患者月经数月未至（已排除怀孕），近1个月彻夜不寐，大汗淋漓，全身湿透，心悸烦躁，腰膝酸痛，双下肢麻痹，头晕胀痛，白天无法正常工作。患者自诉如灵魂与躯壳分离，痛不欲生，苦不堪言，纳可，二便如常。

检查：血压为115/76毫米汞柱，心率为73次/分。患者形体消瘦，精神萎靡，脸色萎黄，舌淡红，苔薄黄，脉弦。

诊断：绝经前后诸证（不寐）。

辨证：心肾不交，肝气郁结。

治则：疏肝解郁，宁心安神。

处方： 柴胡9克　　　　白芍12克　　　　枳壳9克　　　　炙甘草6克

浮小麦30克　　　大枣4枚　　　　石斛15克　　　　夜交藤20克

合欢皮12克　　　茯神15克　　　　麦冬10克　　　　沙参12克

桑椹15克　　　　柏子仁15克

3剂，每日1剂，水煎2次，早晚分服。

医嘱：自行按摩胸腹，早晚各1次；每天轻松散步30分钟。

2018年7月13日二诊：患者盗汗情况已有改善，夜间出汗减少，心悸舒缓，舌淡红，苔薄白，脉弦。效不更方，服上方3剂。

2018年7月16日三诊：患者盗汗情况已不复见，自觉精神好转，身体轻松不少，唯不寐情况仍然持续，腰膝酸痛、双下肢麻痹仍有，舌淡红，苔薄白，脉弦细。汗止后，着重养心血、滋心阴、安神，加上针灸治疗，调养助眠。

处方： 柴胡9克　　　　白芍10克　　　　茯神10克　　　　甘草5克

生姜10克　　　　薄荷5克　　　　　天冬12克　　　　麦冬12克

玄参15克　　　　丹参15克　　　　　桔梗10克　　　　远志10克

柏子仁15克　　　酸枣仁15克　　　　生地黄20克　　　桑寄生20克

鸡血藤20克

3剂，每日1剂，水煎2次，早晚分服。

针灸处方：针灸百会、眉冲、神门、梁丘、血海、膝眼、足三里、三阴交、太冲（双侧），留针30分钟，2天1次。

2018年7月27日四诊：患者已能入睡，睡眠质量大为好转，可持续4～5个小时，自觉精神恢复，舌淡红，苔薄白，脉细。效不更方，服上方6剂。

以后按上方加减，坚持隔天进行针灸治疗，以夜交藤、合欢皮等调配其间，服药治疗至8月下旬，患者睡眠完全恢复正常，心悸心烦、腰膝酸痛、双下肢麻痹、头晕胀痛等症状消失，9月初恢复正常工作，精神饱满，脸色红润，舌淡红，苔薄白，脉稍细。

按语：本例属绝经前后诸证的不寐，乃年逾五十，肾阴亏虚、心肾不交、肝气郁结所致。盗汗、腰膝酸痛属肾阴虚，彻夜不寐、心悸怔忡属心肾不交，烦躁、头昏胀痛、脸色萎黄、苔薄黄、脉弦属肝气郁结，故治法宜疏肝解郁，宁心安神。

先以四逆散和甘麦大枣汤疏肝解郁、宁神安躁，病情好转后加强养血滋阴、宁心安神，佐以疏肝，使用针灸疏通经络，调和阴阳。百会乃诸阳之会，百脉之宗，可连贯周身经脉，通达阴阳，调节平衡。神门可宁心安神。梁丘、血海、膝眼及足三里、三阴交、太冲分别是"靳三针"中的"膝三针"和"足三针"，其中血海为血所聚集之处，乃调血治血之要穴；三阴交是脾、肾、肝三经交会之处，可健脾益血、调肝补肾、安神助眠，同时通调三经；太冲可疏肝解郁，平肝息风，宁心安神。诸穴合用，可使全身经络通畅、气血运行流畅，共奏调和阴阳平衡之效。

（本医案由彭嘉仪协助整理）

后　记

2016年初，广州中医药大学第一附属医院耳鼻咽喉科启动了岭南中医药流派传承项目的工作，项目负责人阮岩教授找到我说："这个工作的一部分请你来做……"我已经退休多年，且身体欠佳，自感能力有限，但是这是一件有意义的事而且责无旁贷，只好勉为其难开始了这项工作。我第一时间想到的是应该把杨志仁在20世纪60年代的徒弟谭祖辉医生请来参加这个工作，可是我们已经多年没有联系了，经过一段时间的辗转寻访，我终于找到了谭主任。他老人家已经80多岁，但还是很热情地接待了我。由于环境的变迁，当年的各种资料几乎荡然无存，于是我们一起回忆过去的点点滴滴并且记录下来，形成了珍贵的文字资料——谭祖辉学术经验选。

在整理和总结杨志仁学术经验的日子里，我反复翻阅其留下的书籍，看到不少他的笔迹，在其中一本20世纪50年代出版的《伤寒论》里，字里行间有他所写下的密密麻麻的眉批笔记。回想起那个时候，正是杨志仁40多岁在广东省中医院诊务工作最繁忙的时候，他往往一边吃饭一边潜心读书，还参照中西各家学说在书上写下了带有自己独特心得体会而且工整漂亮的笔记！这些钻研深究中医理论的真实记录给我们留下的不仅是他的学术经历，更重要的是传递了一种精神——大医精诚。这种精神更让我在整理工作时增添了勇气和力量。

在介绍杨志仁医疗医学成就的同时，我不能不提到杨志仁的夫人——吴梦展。她出身护士，在抗日战争时期到上海投身抗日救亡运动，在医院里面救护我国军队的伤病员。在跟杨志仁共同生活的数十年时间里，她相夫教女，同时在杨志仁编著中医喉科教材过程中担任免费秘书，资料的收集、抄写、整理都出自她手，应该说全国中医学院喉科教材（第一、第二版）的出版，有她的一份力量。她担负了全部的家务和女儿的培养教育工作，保证了杨志仁全身心投入到学习、工作和研究中，才成就了一代名医。

我在历时数年整理的杨氏喉科源流的工作中，得到了众多杨氏亲属的关注和帮助，编写的过程得到谭祖辉、何世东两位前辈的大力支持以及广州中医药大学第一附属医院的领导和同事们的鼎力协助，更得益于广东科技出版社的领导和编辑们的出色工作，使得本书增色添彩，谨此于本书面世之时，一并致以衷心感谢！

杨启琪

2021年10月